WITHDRAWN
_____

WORN, SOILED, OBSOLETE

D0843469

Comer, sentir... ¡Vivir!

DR. JORGE PÉREZ-CALVO

Comer, sentir... ¡Vivir!

Cómo mejorar tu bienestar físico, mental y emocional a través de la alimentación

Grijalbo

Primera edición: abril de 2017

© 2017, Jorge Pérez-Calvo Soler
Publicado por acuerdo con Zarana Agencia Literaria
© 2017, Penguin Random House Grupo Editorial, S. A. U.
Travessera de Gràcia, 47-49. 08021 Barcelona

Penguin Random House Grupo Editorial apoya la protección del *copyright*.
El *copyright* estimula la creatividad, defiende la diversidad en el ámbito de las ideas y el conocimiento,
promueve la libre expresión y favorece una cultura viva. Gracias por comprar una edición autorizada
de este libro y por respetar las leyes del *copyright* al no reproducir, escanear ni distribuir ninguna
parte de esta obra por ningún medio sin permiso. Al hacerlo está respaldando a los autores
y permitiendo que PRHGE continúe publicando libros para todos los lectores.
Diríjase a CEDRO (Centro Español de Derechos Reprográficos, http://www.cedro.org)
si necesita fotocopiar o escanear algún fragmento de esta obra.

Printed in Spain – Impreso en España

ISBN: 978-84-253-5331-4
Depósito legal: B-4.889-2017

Compuesto en Anglofort, S. A.

Impreso en Cayfosa (Barcelona)

GR 5 3 3 1 4

Penguin
Random House
Grupo Editorial

El uso del alimento beneficioso es la principal causa del crecimiento de la persona.

El uso del alimento injurioso es la principal causa de la enfermedad.

Charaka-Samjita,
texto principal de la medicina ayurveda

Índice

SEGUNDA PARTE
Cuidar los órganos, cuidar las emociones

Nota del autor

Éste es un libro divulgativo orientado al gran público. No es para expertos en nutrición, ni en medicina tradicional china ni en neurociencias. Explica mi experiencia clínica y el conocimiento adquirido a lo largo de más de tres décadas sobre cómo mejorar nuestro bienestar físico y emocional mediante la alimentación. El objetivo es que puedas aplicar estos conocimientos de manera inmediata a tu vida, siempre respetando el consejo del médico especialista. Si deseas profundizar, encontrarás un listado de estudios científicos al final, en el apartado «Bibliografía y enlaces de interés».

Este libro no pretende en manera alguna sustituir los consejos de otros profesionales de la medicina o de especialistas en salud.

Prólogo

Durante las tres décadas largas que llevo ejerciendo la medicina natural he aplicado distintas técnicas para tratar una gran variedad de problemáticas y patologías. De todos estos valiosos recursos, todavía me sorprende el efecto que produce la alimentación sobre el bienestar y la salud de las personas. Si se siguen unas pautas como las que veremos en este libro, la mejora suele ser impactante, sobre todo en problemas como la ansiedad, el abatimiento, las tendencias depresivas, la insatisfacción personal, la irritabilidad, la ira y los miedos. Y no sólo eso: también mejora el nivel de conciencia y la capacidad de las personas para relacionarse satisfactoriamente con su entorno social y familiar. Porque los cambios en la alimentación no sólo mejoran el estado físico y emocional, sino que además producen un despertar de la conciencia y un gran bienestar psicoespiritual.

Los planos físico y psicológico están íntimamente relacionados, hasta el punto de que podemos deducir cómo se encuentra uno a partir del otro. Más aún, podemos incidir de forma positiva en uno tratando el otro. Su estado depende de condiciones internas y externas. Nos influyen, por ejemplo, el clima, la contaminación medioambiental por metales pesados o toxinas, el uso de pantallas luminiscentes, el entorno y el estrés laboral, el tipo de trabajo, la falta de descanso, los viajes y un largo etcétera. Nuestro estilo de vida afecta a nuestro estado psicológico y emocional, además de repercutir directamente sobre los órganos y las estructuras corporales.

En las siguientes páginas te explicaré cómo, a través de la alimentación, unos hábitos de vida saludables y una serie de suplementos nutricionales es posible compensar las situaciones de desarmonía que experimentamos en el cuerpo y que condicionan nuestros estados psíquicos, cognitivos y emocionales. En la actualidad sabemos mucho sobre esta cuestión, ya que a las tradiciones médicas orientales (la medicina tradicional china, la japonesa, la ayurvédica y la tibetana, entre otras) y a la medicina naturista occidental, hemos añadido el estudio moderno de la nutrición, que muestra la relación directa que hay entre el estado nutricional óptimo de la persona y su capacidad cognitiva y psicoemocional. Hay numerosos estudios científicos que corroboran los efectos de los alimentos sobre patologías como el trastorno por déficit de atención, la depresión y la ansiedad.

Así veremos, por poner un ejemplo, que la ansiedad está casi siempre relacionada con un exceso de calor en el corazón y/o el estómago, de manera que tan sólo eliminando ciertos alimentos o hábitos que recalientan estos órganos e introduciendo otros que los refrescan y nutren podemos eliminarla o al menos reducirla significativamente.

Comer bien no sólo te proporcionará bienestar físico y emocional, sino también un plus de conciencia y de energía que te permitirá ver más claro qué asuntos de tu vida están creándote inquietud o preocupación. Y te dará más recursos (más energía y claridad de ideas) para resolverlos. También te proporcionará fluidez mental y emocional, haciéndote más autosuficiente ante las situaciones problemáticas.

A lo largo de mi vida he tenido la fortuna de recibir enseñanzas de grandes maestros. Sus profundos conocimientos y su generosidad me han servido de inspiración e impulso para profundizar y trabajar con constancia en esta ciencia. Por eso quiero dar las gracias, entre otros, al doctor Ramón Segura, catedrático de Bioquímica de la Universitat de Barcelona y de Fisiología de la Universitat Autònoma de Barcelona; al doctor Stefan Kirchhoff, de la Universidad Witten/Herdecke de Alemania; y al profesor Michio Kushi, uno de los mayores impulsores de la macrobiótica a nivel mundial. También a Carlos Castaneda, cuya visión del mundo y de lo humano me ayudó a cerrar el círculo en muchos aspectos hasta entonces desconocidos para mí; a Mantak Chia, el gran maestro taoísta; a los venerables lamas Khandro Rinpoché, Chagdud Khadro, Sogyal Rimpoché y Zopa Rimpoché, cuyas generosas enseñanzas han sido perlas de luz para la comprensión de muchos fenómenos que atañen a lo humano; y a todos los colegas y compañeros del mundo de la salud, que con su esfuerzo e investigaciones han aportado información clave para entender nuestra mente y nuestra salud en general. Finalmente, gracias a todos los pacientes que he tenido el honor de atender en mi consulta: ellos son, sin duda, mis más apreciados maestros.

Espero que la lectura de este libro te ayude a entender mejor las causas y los mecanismos que influyen en tus emociones y conducta, así como a alcanzar a través de la alimentación un mayor bienestar psicoemocional y un mayor rendimiento físico y mental.

Mi mayor satisfacción sería contribuir a mejorar, en alguna medida, tu bienestar.

PRIMERA PARTE

Bases para una alimentación emocionalmente saludable

1

Alimentarnos en armonía con el planeta

Dentro del orden natural de nuestro planeta, cada especie animal tiene su lugar y contribuye al equilibrio global de todas las especies y del medio. Sin embargo, los humanos hemos perdido nuestra ubicación original, lo que supone un peligroso desarreglo, no sólo para el resto de especies, sino sobre todo para nosotros mismos: somos las primeras víctimas.

Vivimos una crisis de salud. Las enfermedades degenerativas se han convertido en una auténtica plaga: el cáncer, el Parkinson, el Alzheimer o las dolencias cardiovasculares, por citar algunas, no distinguen razas ni niveles sociales, culturales o económicos. Parece que estamos todos expuestos de manera irremediable a ellas.

Pero ¿a qué se debe esta evidente degeneración de nuestra especie, esta desorientación, esta falta de armonía con el medio natural? ¿Cuál es la causa de nuestra incapacidad para desarrollar todo nuestro potencial personal, físico y mental de forma espontánea y natural? Un león no necesita ir a la escuela para aprender a saltar y a cazar, ni una gacela precisa instrucción sobre cómo huir y desenvolverse en la naturaleza, pero nosotros estamos perdiendo esta capacidad innata, este instinto para cuidarnos, vivir con salud y en armonía con el entorno, y desarrollarnos al máximo de nuestras posibilidades. ¿Por qué con tanto avance tecnológico y con tanta información tenemos, sin embargo, tan poco conocimiento de aquello que es crucial para nuestra vida cotidiana? La clave, opino, es que hemos perdido la comprensión de cómo los alimentos y los hábitos cotidianos influyen en nuestra condición psicofísica.

La dentadura de cada animal, inicio de su sistema digestivo, da pistas perfectas de qué alimentos le convienen y para cuáles está adaptado y programado biológicamente. Los humanos, que estamos en la cúspide de la pirámide biológica, tenemos capacidad enzimática para comer casi de todo, lo que no significa que debamos hacerlo. La boca del ser humano tiene 32 piezas: 20 molares y premolares, 8 incisivos y 4 caninos. Los molares están diseñados para moler (se muelen por lo general granos, legumbre, semillas y frutos secos); los caninos para desgarrar (en especial la proteína animal), y los incisivos para cortar (frutas y vegetales).

Es curioso ver cómo en climas más extremos se han producido, a lo largo de la evolución del ser humano, ligeras modificaciones en las piezas dentales para adaptarse al entorno. Por ejemplo, los esquimales tenían una dentadura acolmillada, con muelas, incisivos y premolares más puntiagudos, similares a los de una especie carnívora. Esto se debe a que se alimentaban principalmente de carne y pescado crudos. En el trópico las dentaduras son mucho más planas, e incluso los colmillos son lisos, pues apenas necesitan desgarrar el alimento proteico animal y obtienen u obtenían las proteínas sobre todo de las legumbres.

La dentadura nos indica qué proporciones aproximadas de alimentos debemos consumir: un 60 % de grano (cereales, legumbres, semillas y frutos secos), un 30 % de vegetales y un 10 % de proteína animal. Algo, por cierto, que se corresponde en gran medida con los consejos nutricionales de la OMS, en concreto con el sumario ejecutivo de enero de 1991 (y otros estudios de los que hablaremos en los próximos capítulos). Sin embargo, casi nadie cumple con esas proporciones en el mundo actual.

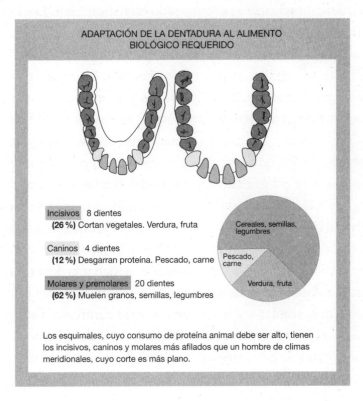

ADAPTACIÓN DE LA DENTADURA AL ALIMENTO BIOLÓGICO REQUERIDO

Incisivos 8 dientes
(26 %) Cortan vegetales. Verdura, fruta

Caninos 4 dientes
(12 %) Desgarran proteína. Pescado, carne

Molares y premolares 20 dientes
(62 %) Muelen granos, semillas, legumbres

Cereales, semillas, legumbres
Pescado, carne
Verdura, fruta

Los esquimales, cuyo consumo de proteína animal debe ser alto, tienen los incisivos, caninos y molares más afilados que un hombre de climas meridionales, cuyo corte es más plano.

Como apuntaba en el prólogo, en la actualidad padecemos numerosos desórdenes emocionales y psíquicos: ansiedad, insomnio, problemas de concentración, angustia,
depresión, pérdida de memoria, miedos, fobias, patologías
cognitivas como el Alzheimer y la demencia senil, y enfermedades degenerativas neurológicas como el Parkinson o
la esclerosis múltiple. En buena medida, estos trastornos se
deben a que nos hemos alejado de nuestra naturaleza y de
la naturaleza en general. Así que sería razonable pregun-
tarse: ¿Puede un cambio en nuestra alimentación ayudarnos a recuperar el equilibrio natural, a alcanzar un mejor
nivel de conciencia y procurarnos una vía segura para estar
bien?

2

La fuerza vital de los cereales

En la medicina tradicional china se coloca un grano de arroz integral en determinados sitios del cuerpo para cargar y tonificar los puntos de acupuntura. En la tradición espiritual y médica, tanto la tibetana como la ayurvédica de la India, con miles de años de evolución y práctica, se dice que «la conciencia cabalga sobre la energía». Por lo tanto, si deseamos desarrollar la conciencia y manejarnos con habilidad y acierto es imprescindible disponer de un alto nivel de energía en nuestro organismo. Y para ello, el alimento por antonomasia, el alimento que ha puesto la creación a nuestro servicio, es el grano, la gramínea integral en grano sin procesar.

En Egipto, otra floreciente civilización antigua, se encontraron hace años en una pirámide semillas de un cereal, el kamut. Tras permanecer guardadas en una tinaja más de dos mil años se pudieron germinar, y gracias a eso hemos recuperado una especie que ahora se cultiva en todas partes, no manipulada genéticamente y de un alto poder nutricional. Que aquellas semillas se conservaran durante más de dos milenios puede dar una idea de la fortaleza y el valor de la estructura energética del grano (que en buena medida se pierde al procesarlo). El cereal en grano contiene mucha más energía, y de mayor espectro, que la verdura o la fruta, y por supuesto que la proteína de origen animal. Cuando aumentamos de forma significativa el consumo de cereales en grano no sólo incrementamos nuestra energía en general, sino también nuestra concentración, nuestros recursos mentales y nuestra lucidez a la hora de esclarecer y gestionar situaciones y problemáticas. Tradicionalmente, en los retiros espirituales de meditación se sigue una dieta a base de cereales integrales y pequeñas cantidades de vegetales a fin de promover la lucidez mental, la tranquilidad de espíritu y la carga energética global.

Según las medicinas tradicionales orientales, para que nuestro organismo funcione bien necesitamos dos tipos de energía:

- la celeste o cósmica (considerada yang)
- la terrestre (considerada yin)

Cuando nuestra dieta está formada principalmente por cereales integrales, atraemos y retenemos más energía celeste, y es esa energía la que nos regala inspiración, capacidad mental y de trabajo, claridad, concentración y resistencia. Es decir, más recursos mentales y espirituales y, por ende, mayor equilibrio emocional.

En cambio, ¿qué ocurre cuando consumimos un exceso de proteína animal, sobre todo de carne? Pues que el cuerpo se carga de energía yang en exceso y repele la energía celeste, que también es yang. Es como los polos eléctricos: el positivo repele al positivo y el negativo al negativo. Si no hay una polaridad yin-yang, negativo-positivo, nuestro cuerpo repele la energía celeste y las estructuras cerebrales y glandulares no reciben la energía necesaria para su óptimo funcionamiento. Nuestro psiquismo cambia y mostramos una tendencia a tener una mentalidad más pobre y un rendimiento general más bajo, con una visión menos global e intuitiva.

Los cereales nos proporcionan una carga yin muy potente y nos permiten atraer y disponer de mucha cantidad de energía celeste (yang). Como consecuencia, nuestra mente alcanza el máximo de sus posibilidades, disfrutamos de más claridad mental y tenemos más energía y resistencia física. Su forma, compacta y redondeada, y su estructura dejan entrever un magnífico diseño que mantiene la energía interior. Por esta razón son muy energéticos, aunque no desde el punto de vista calórico, sino desde el punto de vista electromagnético, lo que hace posible que la energía circule por todo nuestro organismo y pueda regenerar nuestros tejidos y nuestra esencia.

(Para más información al respecto, léase mi libro *Nutrición energética y salud*, p. 44.)

3

La importancia de la esencia

La esencia es un elemento que la medicina occidental no considera, pero que es fundamental en las tradiciones médicas china, ayurvédica y tibetana para entender la actividad energética del organismo. La podríamos definir como una sustancia sutil que se almacena en los riñones y en otros órganos vitales para restituirlos y contribuir al crecimiento y la regeneración de los tejidos corporales.

Existen dos tipos de esencia:

- **La esencia prenatal.** La heredamos de nuestros padres y nos desarrollamos con ella desde que nacemos. Determina cuán fuerte es nuestra constitución y nuestra expectativa de vida. Se desgasta con los malos hábitos, como dormir poco. Consumen esencia prenatal en gran medida las drogas, el alcohol, el azúcar y los edulcorantes químicos, el café y algunos medicamentos, así como las situaciones de estrés continuado. También, en el hombre, eyacular en exceso. La escasez de esencia prenatal puede ser la causa de problemas como la progeria (patología por la que los niños envejecen muy rápidamente), la debilidad inmunitaria y la debilidad en general. En cada acto vital gastamos una pequeña cantidad de esencia prenatal. Se dice que la esencia prenatal se puede convertir tanto en energía como en fluidos y sustancia básica, por lo que sirve de moneda universal para tapar cualquier deficiencia en nuestro organismo.

- **La esencia posnatal.** Es la que obtenemos a partir de nuestra alimentación con la absorción de nutrientes en la digestión. Proviene de los alimentos que comemos, siempre que sean de calidad y cualidad adecuadas, y contribuye a que la esencia prenatal no se gaste de forma sistemática. Es decir, si nos alimentamos bien y mantenemos unos buenos hábitos, nuestro organismo gasta poca esencia prenatal. Se obtiene en particular de los alimentos de calidad como los cereales integrales en grano, las semillas y las legumbres, o sea, de alimentos que tienen la capacidad de germinar, de dar vida. De regenerarse y regenerar.

Consumimos a diario esencia de ambos tipos, aunque el consumo de esencia prenatal resulta mínimo si contamos con un nivel de esencia posnatal adecuado. Sin embargo, si nuestra alimentación resulta pobre y de mala calidad, tendremos que recurrir a la esencia prenatal para nuestra actividad. Y cuando nuestra esencia prenatal se agota, enfermamos y morimos.

Así, conviene conservar nuestra esencia prenatal si deseamos gozar de una buena salud y de una vida longeva.

Es básico acumular esencia posnatal a través de nuestra dieta. Alimentos como los cereales en grano y las legumbres, como ya hemos comentado, o los frutos secos, las semillas y sus aceites de primera presión en frío, las algas y el pescado (preferiblemente pescado blanco oceánico de tamaño pequeño) son la materia prima de nuestra esencia posnatal.

La esencia es, por descontado, también «esencial» para los tejidos que dirigen nuestros recursos mentales y emocionales. En la medicina tradicional china el cerebro recibe el nombre de «el mar de la esencia».

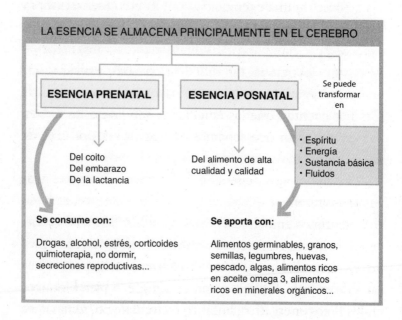

LA ESENCIA SE ALMACENA PRINCIPALMENTE EN EL CEREBRO

ESENCIA PRENATAL

ESENCIA POSNATAL

Se puede transformar en

Del coito
Del embarazo
De la lactancia

Del alimento de alta cualidad y calidad

· Espíritu
· Energía
· Sustancia básica
· Fluidos

Se consume con:

Drogas, alcohol, estrés, corticoides quimioterapia, no dormir, secreciones reproductivas...

Se aporta con:

Alimentos germinables, granos, semillas, legumbres, huevas, pescado, algas, alimentos ricos en aceite omega 3, alimentos ricos en minerales orgánicos...

4

Emociones:
claves para comprenderlas

Alegría, tristeza, miedo, inseguridad, enfado o ira, ansiedad, temor, orgullo, desvalorización, arrogancia, indiferencia... Somos animales emocionales y nuestras sensaciones y sentimientos son a veces cómodos y a veces incómodos, pero siempre cambiantes. Es difícil mantener una emoción positiva en el tiempo, tan difícil como diluir y olvidar una emoción negativa a voluntad. En la tradición médica de Oriente cuentan que las emociones son como las nubes: vienen y van sin que sepamos muchas veces por qué, de forma caprichosa, según el devenir de la vida.

Las emociones dependen de la vibración de nuestros órganos internos: si éstos vibran adecuadamente, en positivo, sentimos emociones positivas; si hay distorsión o desequilibrio en su estructura y/o función, lo hacen en negativo. Es decir, si el funcionamiento orgánico falla porque hay falta de energía, fluidos, esencia o sangre, o bien bloqueos en los flujos energético, linfático o circulatorio, sentiremos emociones desagradables. En la segunda parte del libro profundizaremos en la correspondencia que hay entre cada órgano y las diferentes emociones y sensaciones.

Accediendo a los planos superiores de la conciencia, podemos cambiar nuestra vida, diseñarla o concebirla según nuestro deseo o visión, de una forma real y eficiente, para que prospere y evolucione. Cuanto más limpia, sencilla y energética sea nuestra dieta, cuanto más saludables sean nuestros hábitos y más natural nuestro entorno, más fácil resultará la conexión con esos planos superiores de conciencia. Esta conexión depende de una serie de factores relacionados con nuestro estilo de vida, especialmente de:

- La **pureza de los alimentos**, que contribuye a nuestra capacidad para sentir de forma clara y nítida nuestro interior. Una alimentación sin cárnicos, lácteos o fritos, sin azúcares ni productos químicos, basada en los principios dietéticos que proponemos en este libro (o sea, consumir básicamente granos integrales, legumbres, verduras y hortalizas, y semillas) tiene el poderoso efecto de aumentar nuestra capacidad perceptiva natural, calmar la mente y ampliar nuestra dimensión de la conciencia.
- La **postura**, la alineación de la columna vertebral y la manera correcta de colocar la cabeza y el cuerpo para permitir que el flujo energético circule con facilidad, sin estancarse.
- La **respiración consciente y placentera** para que sea más fácil bajar las frecuencias mentales y acceder a un estado de conciencia más profundo y claro.
- El **desapego del ego, de la dictadura de la mente**, y el retorno a la conciencia y la percepción del cuerpo,

aprendizajes innatos que deberíamos cultivar, puesto que todos tenemos en nuestro programa evolutivo y biológico el impulso innato de observar y disfrutar del cuerpo e ir tomando conciencia de él y de los subsiguientes planos de la conciencia.

- La **meditación** lo más «cerca» posible del «Canal Central» (conducto energético en la zona axial del cuerpo por delante de la columna vertebral), desde donde se gobierna nuestro destino, nuestra salud, nuestro bienestar. La meditación puede ser un ejercicio muy gratificante por su intensidad vivencial.

- El **ejercicio físico**. Del deporte o del ejercicio físico nos interesa especialmente su fase yin, relajada, de recuperación, la de la percepción del cuerpo cuando terminamos la actividad. La fase yin nos puede aproximar más a nuestra naturaleza esencial, según vamos conquistando nuestra conciencia corporal. Por ello, el deporte intensivo puede llegar a producir adicción, puesto que hay momentos en los que trascendemos el plano mental al concentrarnos en el esfuerzo físico. La adicción puede desaparecer si mejoramos la percepción corporal en distintas situaciones y disfrutamos espontáneamente de estos estados de conciencia más sutiles. Cuando se calma el continuo mental disminuye la presión del ego y permite la integración de niveles de conciencia más sutiles durante o después del esfuerzo, y eso es muy placentero.

Cuanto más equilibrados y conscientes estemos, mejor gestión haremos de nuestras emociones. Y para lograr ese equilibro es clave la alimentación. Algunos alimentos nos desequilibran, en algún sentido, mientras que otros nos equilibran o nos ayudan a volver a nuestro centro.

Recuerda que en el capítulo anterior hemos hablado del grano integral. Como alimento altamente cargado de energía y nutriente básico ha impulsado nuestra evolución. Su poderosa atracción de flujo energético hacia nuestro organismo y nuestro sistema nervioso es fuente de vitalidad esencial y de equilibrio emocional.

5

Los desequilibrios emocionales
y su relación con la alimentación

Hay muchos argumentos a favor de una dieta en la que los granos desempeñen un papel fundamental. Para empezar, los cereales han sido el alimento básico en todas las grandes civilizaciones en su camino hacia el esplendor: la cebada en la Roma y la Grecia clásicas; el arroz en China; el trigo en Egipto; el maíz en los Imperios maya y azteca; el mijo en la conquista de América por los españoles, etc. También en el budismo zen, las personas más evolucionadas en el plano espiritual se han alimentado tradicionalmente de granos y verduras.

Es muy importante remarcar que cuando hablamos de granos no nos referimos al cereal refinado ni a los cereales típicos del desayuno: estamos hablando del grano germinable, entero, integral, que puede ser cocinado. De hecho, los cereales refinados, las harinas blancas y otros cereales procesados para desayunos, así como los carbohidratos simples de los azúcares y todo tipo de edulcorantes derivados del maíz, la fructosa, el sorbitol, el aspartamo, las sacarinas y los ciclamatos no son muy recomendables ni beneficiosos para la salud.

¿Cómo podemos afrontar mejor situaciones difíciles? ¿Cómo podemos centrarnos cuando estamos confusos? Parafraseando un dicho zen, cuanto más complicada sea nuestra vida, **cuanto más compleja sea nuestra situación, de forma más simple, energética y limpia debemos comer.** Por ejemplo, un 70 % de cereales integrales en grano, verduras y pequeñas cantidades de legumbres es una combinación perfecta para aclarar la mente, aumentar la energía y tener mayor lucidez para solucionar los problemas.

Ahora bien, no podemos mantenernos sólo a base de cereales, entre otras cosas porque nos moriríamos... ¡por un exceso de energía! Tenemos que completar y equilibrar nuestra dieta con otros alimentos para flexibilizarnos y ampliar nuestra capacidad de adaptación. Si comemos demasiado cereal podemos volvernos muy rígidos. La variedad en la dieta flexibiliza también la conciencia, las emociones y las percepciones. Observa en el siguiente gráfico las proporciones aconsejables entre los distintos grupos de nutrientes que deberíamos ingerir al cabo de un día:

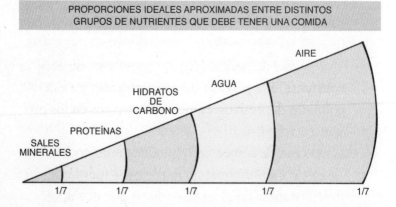

PROPORCIONES IDEALES APROXIMADAS ENTRE DISTINTOS GRUPOS DE NUTRIENTES QUE DEBE TENER UNA COMIDA

AIRE

AGUA

HIDRATOS DE CARBONO

PROTEÍNAS

SALES MINERALES

1/7   1/7   1/7   1/7   1/7

La combinación de los nutrientes y la manera en que interactúan tienen un efecto directo sobre nuestra salud, tanto en positivo como en negativo. Si se abusa de uno se necesita aumentar también los otros.

Imaginemos este menú: un bistec (proteína animal) con patatas fritas (hidratos de carbono), todo con abundante sal, y de postre un helado o repostería (más hidratos de carbono). Al acabar, tendremos sed y necesitaremos beber abundante agua. Cuando se produzca la digestión, respiraremos rápida y superficialmente, porque el cuerpo demandará más oxígeno (aire) para combatir la acidez producida por la comida y para eliminar el CO_2 correspondiente. Como consecuencia, se reducirán nuestras funciones generales, porque la digestión requerirá más esfuerzo circulatorio y, claro está, energético. Y nos sentiremos más cansados, sin energía.

El abuso de un tipo de nutriente conlleva, de manera inevitable, disfunciones. Por ejemplo:

- Un exceso de proteína produce una tendencia al pensamiento continuo y descontrolado, que puede llegar a ser tormentoso.
- Un exceso de azúcar puede llevar a la dispersión constante, a la pérdida de concentración y a estados anímicos depresivos, como explicaremos en los próximos capítulos.
- Un exceso de alimentos refinados, junto con una escasez de carbohidratos complejos —fuentes en última instancia de glucosa—, hace que nos apetezca

más el dulce, incluso de forma compulsiva, y tengamos mayor inestabilidad emocional.

Y no es que lo diga un servidor, lo dicen instituciones internacionales como la Organización Mundial de la Salud, y estudiosos de reconocido prestigio como T. Colin Campbell, profesor emérito de Bioquímica Nutritiva de la Universidad Cornell y autor de *El Estudio de China*, o Michael Greger, autor del prestigioso best seller *Comer para no morir*, entre otros. También la nutrición ortomolecular y numerosas investigaciones en el terreno de la nutrición y las neurociencias nos explican cómo la dieta afecta a la calidad cognitiva y cómo puede influir en la salud física y mental.

La OMS, en su sumario ejecutivo de enero de 1991, realizado por varias entidades de prestigio y especialistas independientes (libres de influencias corporativas), publicó un informe a nivel mundial para establecer una serie de recomendaciones nutricionales a fin de erradicar las enfermedades crónicas de la civilización moderna, entre ellas las de tipo cognitivo, cardiovascular, metabólico, mental, degenerativo, el cáncer, etc. Este informe ha sido la base de todas las pirámides alimentarias difundidas en los países desarrollados desde entonces, aunque, todo hay que decirlo, en algunos se han modificado para satisfacer los intereses socioeconómicos de algunos sectores o del propio país. Sus conclusiones corroboradas por estudios posteriores siguen teniendo toda la vigencia.

La OMS advirtió en este documento que sus afirmaciones chocaban con intereses políticos, económicos y comerciales, y es que, no en vano, sus consejos dietéticos ponían en cuestión buena parte de la alimentación moderna. Esos consejos se podrían resumir en el siguiente gráfico, que explico justo después:

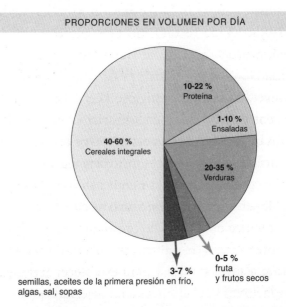

PROPORCIONES EN VOLUMEN POR DÍA

10-22 %
Proteína

1-10 %
Ensaladas

40-60 %
Cereales integrales

20-35 %
Verduras

3-7 %
semillas, aceites de la primera presión en frío,
algas, sal, sopas

0-5 %
fruta
y frutos secos

LÍMITES DE INGESTA MEDIA POBLACIONAL		
Grasa total	*Límite inferior*	*Límite superior*
Ácidos grasos saturados	0 % de energía	10 % de energía
Ácidos grasos poliinsaturados	3 % de energía	7 % de energía
Colesterol en dieta	0 mg/día	300 mg/día
Carbohidratos totales	55 % de energía	75 % de energía
Carbohidratos complejos	50 % de energía	70 % de energía
Polisacáridos no feculentos	16 g/día	24 g/día
Fibra dietética total	27 g/día	24 g/día

LÍMITES DE INGESTA MEDIA POBLACIONAL (continuación)		
Grasa total	*Límite inferior*	*Límite superior*
Azúcares libres	0 % de energía	10 % de energía
Proteína	10 % de energía	15 % de energía
Sal	indeterminado	6 g/día

Sumario ejecutivo de la OMS sobre nutrición y enfermedades crónicas de la civilización moderna, Ginebra, 1991.

1) Hidratos de carbono

Conocidos popularmente como azúcares o carbohidratos, la OMS establece una diferencia entre los hidratos de carbono complejos y los simples. Recomienda consumir los complejos, que se encuentran en hortalizas como las raíces (zanahoria, nabo, etc.) y en la mayoría de las verduras redondas (cebolla, col, calabaza, coliflor, etc.) de sabor dulce. Y, por supuesto, en los cereales integrales en grano (arroz integral, avena, mijo, centeno, cebada, maíz, kamut, espelta), las gramíneas (quínoa, trigo sarraceno) y las leguminosas (lentejas, garbanzos, etc.). De ellos debemos obtener entre un 50 y un 70 % de nuestra energía. Los carbohidratos complejos nos proporcionan energía para nuestro día a día y para nuestra actividad, tanto física como mental, razón que justifica que sean el centro de la dieta, en especial los cereales integrales en grano, seguidos en proporción por las legumbres, que son, dicho sea de paso, una excelente fuente proteica cuando se complementan con los cereales. El consumo de cereal en grano (arroz integral, quínoa, mijo, trigo sarraceno, avena, maíz, etc.) favorece la estabilidad energética y la estabilidad emocional, como veremos, mientras que el consumo de carbohidratos refinados o azúcares simples nos conduce hacia la inestabilidad emocional, los altibajos en el estado anímico y una mayor degradación mental y cerebral. Estos últimos están presentes, por ejemplo, en el arroz blanco, la bollería, el pan blanco y todas las harinas blancas. También en los edulcorantes refinados como el azúcar, el azúcar integral, la miel y los edulcorantes de síntesis química como la sacarina, el sorbitol y el aspartamo. Al igual que con la grasa, la OMS no indica que debamos incluirlos en nuestra dieta, así que es mejor evitarlos o consumirlos con mucha moderación. Los edulcorantes químicos o artificiales, como el aspartamo, nos pueden afectar a nivel cerebral y nervioso, así que deberíamos prescindir de ellos, sobre todo en la alimentación de los niños. Su uso en dietas para la diabetes puede empeorar a medio y largo plazo esta enfermedad.

En definitiva, limita o directamente evita los azúcares simples si quieres mejorar tu estado psicoemocional, ya que estos edulcorantes tienen una fuerte incidencia en el sistema nervioso y en la calidad y la cualidad de nuestras emociones, además de dañar los órganos. Son muy acidificantes, de manera que para poder metabolizarlos gastamos los minerales, las vitaminas y los nutrientes de nuestros tejidos. Además, como veremos, su consumo acelera el declive cognitivo y la pérdida de estabilidad emocional.

2) Grasas

Puede prescindirse por completo de la proteína animal, que es la que incrementa principalmente el nivel de grasas saturadas. En caso de consumirla, hay que hacerlo de manera moderada, pues las grasas saturadas tienen tendencia a obstruir los vasos sanguíneos (arterioesclerosis), empobreciendo la circulación cerebral y cardíaca y promoviendo el declive cognitivo, mental y emocional. Lo que sí hay que consumir son ácidos grasos poliinsaturados, que se encuentran en las semillas y en los aceites vegetales de primera presión en frío de semillas, en las legumbres, en los cereales integrales en grano, en el pescado y en las algas. Otra fuente son los frutos secos, ricos en ácidos grasos. Se trata de nutrientes fundamentales, sobre todo los ricos en omega 3, y el DHA (ácido docosahexaenoico) especialmente, para la integridad cerebral y el rendimiento mental. Los ácidos grasos poliinsaturados del sésamo, el cáñamo, las nueces y las semillas de calabaza son ricos en nutrientes, pues contienen: vitamina E, minerales, oligoelementos y sobre todo ácidos grasos esenciales, fundamentales para la producción de las membranas de las células, para la producción de DHA, para la secreción de hormonas, para la regeneración del sistema nervioso y de las membranas neuronales, y en general para un buen funcionamiento metabólico, hormonal e inmunitario. Por todo ello, se recomienda ingerir de manera regular semillas, cereales en grano, aceites de primera presión en frío, legumbres y pescado salvaje de tamaño y boca pequeños.

3) Proteínas

Se debe obtener de ellas entre un 10 y un 15 % de la energía. De la calidad, la cualidad y la cantidad de la proteína ingerida depende, en buena medida, la calidad, la cualidad y la cantidad de los pensamientos y la actividad mental, ya que las proteínas se convierten, tras su digestión y su asimilación, en fuente principal de los neurotransmisores, que son las moléculas que interconectan las neuronas en el cerebro.

Por esta razón es preferible que la proteína sea de origen vegetal o marino. La de origen vegetal la podemos obtener de las legumbres combinadas con los cereales integrales, del tofu, el seitán o el tempeh. También es aconsejable comer pescado de dos a cuatro veces por semana, pero observando algunas recomendaciones para evitar la alta contaminación por metales pesados de nuestros mares. Hay que evitar el pescado de piscifactoría, cargado de medicamentos, piensos de dudosa composición y condiciones biológicas insuficientes, y apostar por el pescado blanco salvaje, evitando el marisco y el pescado azul de tamaño medio o grande (atunes, bonitos, peces espada, contaminados con mercurio y metales pesados). El consumo de pequeñas cantidades de marisco, de atún o de bonito de manera habitual es suficiente para incrementar de forma importante los niveles de mercurio en el organismo. El mercurio perjudica al sistema nervioso. Puede causarnos sensación de agotamiento, pensamiento poco claro, falta de ideas y de claridad mental y pérdida de memoria, además de afectar a otros órganos y sistemas. Si se combina un exceso de mercurio con plomo, uno de los metales más contaminantes hoy en día junto con el aluminio, puede aumentar la gravedad de los síntomas nerviosos.

Como el hígado es el encargado de eliminar los metales pesados, tenemos que preservar su eficiencia desintoxicante. Es importante cambiar una alimentación tóxica rica en proteína de origen animal y procurar que los alimentos sean ecológicos.

4) Otras recomendaciones

- **Sal:** debe ser sal marina sin refinar y no sobrepasar los 5 gramos diarios. Lo mejor es añadirla a los platos mientras cocinamos en vez de sazonar los alimentos en el plato. De esta manera, ayuda más a la digestión y a controlar las bajadas de glucosa que se producen tras haber abusado de su consumo.
- **Fibra:** la recomendación es que nos procuremos entre 16 y 24 gramos diarios. Hay que incluir en la dieta habitualmente verduras y productos integrales porque son los alimentos que contienen fibra vegetal. No es bueno tomar fibra en exceso, porque corremos el riesgo de perder minerales a través de la orina o de las deposiciones, algo que perjudica sobre todo a la gente mayor, a los niños y a las personas con constituciones más débiles. Para ellos, un exceso de fibra puede producir además nerviosismo, gases y una mayor tendencia a un comportamiento rudo o brusco.
- **Sopas:** es recomendable comer algas, semillas y sopas. La sopa es una excelente manera de tonificar la digestión y de asimilar las sales minerales. Algunos nutricionistas, como el profesor Michio Kushi, afirman que las sopas pueden evocar nuestro pasado marino antiguo y tener un interesante y sutil efecto

sobre la conciencia cuando se complementan con miso y algas como la wakame. Su consumo nos ayuda a centrarnos, aumenta la energía, reconforta y serena, siempre que no sean demasiado saladas ni se tomen más de tres tazas al día. También refuerzan la digestión y los riñones.

- **Fritos:** tienen un impacto negativo. Contienen radicales libres y toxinas que, entre otros efectos negativos, afectan a las membranas celulares y pueden ser cancerígenos. Cuando los apartamos de la dieta, lo notamos enseguida en nuestro nivel de salud. Este reseteo de nuestra condición biológica resetea también nuestro instinto y nuestra percepción, y se consigue cuando hemos practicado una alimentación centrada y limpia durante una temporada (semanas o meses, según la constitución de cada cual). Entonces el organismo consigue percibir lo que le sienta bien y lo que no.

- **Verduras:** entre un 25 y un 35 % de la alimentación diaria debería estar compuesta por verduras cocinadas y ensaladas. En países vegetarianos por necesidad o por tradición, como China, Vietnam o Japón, la ensalada cruda no se concibe como tal. No quiero decir que nunca deba comerse ensalada, pero desde luego no es la mejor manera de obtener un buen aporte de vitaminas. Los vegetales cocinados durante al menos dos o tres minutos mejoran el «fuego interno», la fuerza digestiva. Aunque se pierde un pequeño porcentaje de las vitaminas originales, se conserva vitalidad y energía, lo que mejora la eficiencia de la digestión y permite asimilar mejor todos los nutrientes.

El «fuego interno», la digestión y los alimentos crudos

Todo alimento o comida nos exige gastar de nuestro «fuego interno» (la energía digestiva, según los antiguos, que es la misma que nos permite funcionar, pensar o movernos) para poder ser digerido y asimilado. Pero si consumimos una gran cantidad de energía en la digestión, nuestros recursos vitales, tanto para actuar como para pensar, menguan. Si, por el contrario, conseguimos conservar la energía, la podremos invertir en pensar, sentir, andar, correr o cualquier otra actividad que nos haga felices.

Si dilapidamos este capital energético, perdemos recursos ante la adversidad y ante problemas que puedan estresarnos, afectar a nuestras emociones y a nuestro rendimiento y equilibrio mental. Por eso, en general es mejor hacer cocciones cortas de alimentos vegetales que comerlos crudos: una cocción adecuada y corta permite conservar entre un 80 y un 90 % de sus vitaminas, un porcentaje más que suficiente, y digerirlas de manera mucho más eficiente.

Si comemos demasiados productos crudos, enfriamos y agotamos la función digestiva y hacemos más difícil la correcta asimilación de nutrientes por parte de nuestro organismo. Nos exponemos a hinchazón abdominal, flatulencias y decaimiento después de comer. Sin olvidar que también podemos ingerir parásitos o gérmenes de forma inadvertida.

En la web <www.nutricionenergetica.com> encontrarás ideas y recetas con cocciones beneficiosas para la digestión, como el wok, el vapor, los escaldados, etc. Lo mejor es reservar el consumo de ensaladas crudas para el calor del verano, cuando el exceso de energía ambiental y calor invita a ingerir el alimento más refrescante y expansivo de temporada. Podemos tomarlas después de una actividad física intensa o bien si gozamos de un fuego interno muy estable, de una fuerza digestiva muy potente (algo muy poco frecuente hoy en día) que nos permita digerir sin problemas los alimentos crudos. En invierno, en cambio, el frío predomina y la energía ambiental es mínima y la fuerza vital tiende a nutrir las partes más internas del cuerpo. Es época de alimentos que incrementen nuestra fuerza digestiva, no que la consuman.

Cuando tomamos muy a menudo ensaladas, fruta o zumos es frecuente que la barriga se hinche, que suframos flatulencias, que la digestión se ralentice, que el nivel energético disminuya y que experimentemos sopor y cansancio después de las comidas. También que algunos alimentos repitan, como el pepino, la cebolla o el pimiento, entre otros, y que notemos que las digestiones son largas y pesadas.

A nivel emocional y mental, las verduras crudas deben evitarse si queremos reforzar la memoria y capacidades intelectuales como la concentración y la coherencia.

El Estudio de China

El Estudio de China, realizado por la Universidad de Oxford (Reino Unido), la Universidad de Cornell (Estados

Unidos) y el Ministerio Chino de Medicina Preventiva durante más de veintidós años, se centró en investigar los patrones genéticos y alimentarios de 8.000 personas de 65 condados rurales de China representativos de toda la población (en ese momento, 800 millones de habitantes).

Arroja datos muy interesantes, como que el aumento de enfermedades degenerativas y la capacidad de enfermar están directamente relacionados con el consumo de proteína animal y de productos refinados. En sus conclusiones sobre lo que sería una dieta adecuada para evitar todas estas enfermedades coincide con el sumario ejecutivo de la OMS y con las últimas investigaciones sobre cáncer y nutrición publicadas en <www.aicr.org> (la web del American Institute for Cancer Research).

Como venimos viendo desde el principio del libro, una nutrición inadecuada también influye en el desarrollo de patologías psíquicas y de problemas emocionales. La deficiencia de nutrientes, el exceso de tóxicos o contaminantes alimentarios y ambientales, y la calidad y la cualidad de los nutrientes inciden directamente sobre el psiquismo. En el próximo capítulo profundizaremos en las propiedades energéticas de los distintos alimentos y en cómo pueden repercutir sobre nuestra vida emocional, física y mental.

6

La calidad y la cualidad de los alimentos

El buen funcionamiento energético y fisiológico de nuestros órganos y tejidos depende de la calidad, la cualidad y la variedad de los nutrientes de nuestra dieta.

Nuestros órganos y nuestro sistema nervioso y hormonal, que rige nuestras emociones, requieren del combustible de los alimentos para su correcto funcionamiento y de los nutrientes necesarios para compensar el desgaste (vitaminas, ácidos grasos, proteínas, minerales, oligoelementos, agua y otras sustancias).

A partir de los veintitantos, década que marca nuestra máxima capacidad biológica, el cerebro y el sistema nervioso comienzan a desgastarse. Durante los primeros años no acusamos el declive neuronal, aunque perdemos neuronas, pero luego, poco a poco, esa pérdida neuronal se refleja en una pérdida progresiva de las funciones cerebrales.

Desde una perspectiva nutricional, los factores que pueden corregir este déficit paulatino tienen que ver con la calidad y la cualidad de los alimentos. Hoy, la mayoría de los cultivos son intensivos, por lo tanto más pobres en nutrientes, y algunos, como los del maíz y la soja, son además transgénicos. El uso de abonos industriales e insecticidas y el agotamiento de las tierras tienen una correlación directa con la pobreza a nivel de nutrientes de los productos cultivados. De esos alimentos no podemos obtener las cantidades necesarias de vitaminas, ácidos grasos esenciales, magnesio, silicio, manganeso, zinc, etc. Es decir, los nutrientes que nuestras células y nuestras neuronas necesitan.

Además, estos alimentos sin calidad ecológica están expuestos a insecticidas, pesticidas y otros productos químicos, ya sea en el proceso de producción o en el de empaquetamiento o manipulación alimentaria industrial. Esos compuestos tóxicos llegan a nuestro organismo. Por ejemplo, cuando consumimos productos en botellas de plástico estamos en contacto con ftalatos y bisfenoles A, que tienen efectos estrogénicos. Por este motivo, pueden ser responsables de falta de libido o de potencia sexual, y acarrear un problema psicológico y con nuestra pareja. Los alimentos contaminados con metales pesados pueden dañar nuestro sistema nervioso, nuestras glándulas y el sistema inmunitario, entre otros, lo que puede incidir en nuestro estado de ánimo y emociones, en nuestra conducta y, por ende, en nuestras relaciones sociales.

Otro veneno que sobrecarga nuestro organismo es el aluminio. Lo detectamos en envoltorios, latas de bebida, etc. El plomo, que percibimos desde la contaminación aérea, está en pinturas y soldaduras, y a pesar de haberse eliminado masivamente de la gasolina sigue siendo uno de los principales contaminantes de nuestro cuerpo y se almacena en nuestros huesos. También, como el mercurio, afecta al sistema nervioso.

Por todo esto, **vale la pena esmerarse en buscar alimentos de buena calidad** que repongan nutrientes esenciales como el DHA, el omega 3 (imprescindible para el cerebro) o las vitaminas, así como los nutrientes necesarios para reforzar nuestra sustancia básica y eliminar las toxinas. Los metales pesados afectan al hígado, que es nuestro órgano desintoxicante, por lo que pueden surgir con más facilidad y desmesura las emociones relacionadas con el hígado, es decir, la irritabilidad, el bloqueo y la impaciencia. Veremos esto con detalle más adelante.

También nos desintoxicamos gracias a la acción de los nutrientes, por lo que necesitamos un nivel adecuado de vitaminas, aminoácidos sulfurados, oligoelementos, etc. Cuanto mejor los absorbamos, más herramientas tendrán nuestro hígado y nuestros tejidos corporales para deshacerse de las toxinas. Sin estos nutrientes, las toxinas procedentes del entorno y de la alimentación se almacenan en el organismo y nos producen malestar a todos los niveles, también en el ámbito psicoemocional.

Los productos que no sean de origen ecológico pueden suponer un riesgo para la salud hoy en día, pues pueden contaminarnos con toxinas, metales pesados, pesticidas e insecticidas, ftalatos, bisfenoles A, bisfenilos policlorados (BPC) y muchos otros productos derivados de los cultivos intensivos, de los manufacturados y de la actividad industrial.

LA CARGA EMOCIONAL

Cuanta más carga residual tiene un alimento, cuantos más residuos deja en el organismo porque no podemos eliminarlos y permanecen en nuestros tejidos, órganos, arterias y cerebro, mayor es también nuestra carga y nuestro desequilibrio emocional y de pensamientos. Por el contrario, cuanto más puros sean nuestros alimentos, cuantos menos residuos dejen y cuanto más nutritivos y energéticos resulten, más fácil va a ser para nuestro organismo y para nuestra mente liberarse de la sobrecarga psicoemocional.

El estado de ligereza mental y emocional que perseguimos a través de la meditación y otras disciplinas también se alcanza con más facilidad si lo que comemos es puro, adecuado a nuestra especie, a nuestro entorno y a nuestra condición personal; es decir, si sus proporciones de nutrientes, su cualidad y su calidad son las adecuadas para nuestro programa biológico y se eliminan con facilidad.

Ya hemos hablado de la calidad. Hablemos ahora de la cualidad de los alimentos.

La cualidad se define como la afinidad nutricional de los alimentos con nuestro organismo desde un punto de vista biológico y evolutivo. Si hay afinidad biológica, afinidad energética, porque el alimento está en consonancia con nuestro medio ambiente natural y nuestro programa biológico, entonces será positivo y beneficioso para nosotros. Esto es de suma importancia porque la capacidad de adaptarnos al medio ambiente social, familiar y natural define nuestra salud física, psicológica y mental. Si comemos

alimentos que no están dentro de nuestro programa biológico, para los que nuestra dentadura y nuestro cuerpo en
general no están diseñados, o que no son de temporada o
no son de zonas ambientales propias, mermará nuestra capacidad de adaptación.

Por tradición, en Oriente son buenos conocedores de
la cualidad que tienen nuestros alimentos en función de su
pureza. En todos los retiros meditativos o espirituales
siempre se ha optado por una dieta vegetariana rica en grano. En los monasterios zen toman sopas vegetales con
arroz en grano, pequeñas cantidades de legumbre y verduras fermentadas o cocinadas para promover la paz de espíritu, la tranquilidad emocional y la lucidez y la claridad
mental, así como para aumentar la conciencia, el bienestar
y la experiencia meditativa.

Los alimentos que dejan menor huella tóxica son los de
origen vegetal, de temporada y de proximidad, que no han
sido procesados ni molidos, como los granos, las semillas,
las legumbres y las verduras, a ser posible recién cocinados
o elaborados. Cuanto más fresco es el alimento, mejor se
absorbe y más nutrientes, vitalidad y bienestar proporciona. Y mejor se eliminan sus residuos.

Por tanto, tenemos que procurarnos una alimentación
rica en vegetales frescos de temporada, legumbres, cereales
(arroz integral, arroz integral salvaje, centeno, avena, mijo,
maíz de cultivo no transgénico), kamut, espelta, gramíneas
(quínoa y trigo sarraceno), frutos secos, semillas, aceites de
primera presión en frío correctamente conservados y enva-
sados, derivados de proteínas vegetales elaborados artesa-

nalmente (como la soja en forma de tofu y tempeh), pequeñas cantidades de hierbas o especias locales suaves que
faciliten la digestión y fruta local de temporada en pequeñas cantidades fuera de las comidas (si tenemos suficiente
energía digestiva).

Si comemos carne, debemos tener en cuenta que cuanto más lejos de la evolución está el animal, menos residuos
deja, y cuanto más cerca, más toxinas acumula. Deja más
residuos y afecta de forma más psicoemocional un mamífe-
ro que la volatería, y más ésta que el pescado. Cuanto menos evolucionado esté el pescado, mejor, puesto que dejará
menos residuo y afectará menos a la conciencia (por ejemplo, mejor comer calamar que pescado blanco, y mejor este
último que pescado azul). En general, los peces o productos marinos más antiguos en la evolución serían más con-
venientes, aunque el marisco no es recomendable actual-
mente por su toxicidad en metales pesados. El gallo, el
rodaballo, la merluza, el bacalao, la pescadilla o la lubina,
todos salvajes, serían pescado blanco recomendable.

La carne y los lácteos dejan residuos. Muchos pacientes con asma, sinusitis, alergias respiratorias, estados asmáticos o exceso de mucosidad bronquial superan estas
afecciones con mayor facilidad cuando eliminan lácteos
y farináceos (bollería, harinas, pan) de sus dietas. En el plano emocional, el exceso de mucosidad a nivel pulmonar
produce una tendencia más melancólica, pusilánime, poco
entusiasta y con tendencia depresiva o astenia. Los lácteos
también se acumulan y generan mucosidad a nivel intestinal y en los órganos reproductivos, en las mamas y en las

arterias. Contrariamente a lo que pensamos, no nutren tanto el tejido noble de los órganos, sino que se acumulan en distintas fases del tejido y con los años pueden predisponer a enfermedades degenerativas y a una progresiva caída de la condición psicobiológica.

Como vemos, no sólo es importante la calidad, sino también la cualidad, que determina la eficacia nutricional de los alimentos. Pongamos que estamos cansados/as, queremos obtener energía y elegimos comer carbohidratos. Pues bien, el resultado nutricional diferirá si optamos por carbohidratos simples (refinados) o carbohidratos complejos. Los carbohidratos simples promueven un pico de glucemia que, según las últimas investigaciones, puede afectar al cerebro y al sistema nervioso en general. De ahí que no sea lo mismo intentar ganar energía tomando fruta o pan blanco que comiendo mijo o quínoa o muesli. De hecho, podemos experimentarlo. Todos los alimentos mencionados son hidratos de carbono, pero la cualidad de un hidrato de carbono complejo en grano y la cualidad de un hidrato de carbono refinado difiere. Incluso la cualidad de un carbohidrato complejo en grano es muy distinta de la cualidad de un hidrato de carbono complejo convertido en harina.

En conclusión, si estamos cansados es preferible desayunar una crema de mijo, o mijo con avena, o una crema de quínoa, que acudir a un trozo de pan, aunque sea pan integral.

Otro ejemplo. Supongamos que queremos aumentar nuestro volumen muscular porque estamos haciendo deporte y nuestra meta es estar más atléticos. Para eso empezamos a tomar proteínas, en especial tras la sesión de ejercicio. Hasta aquí, todo correcto. La diferencia radica en qué tipo de proteínas escogemos: de origen láctico, de origen vegetal o de origen marino. La proteína de origen láctico, la caseína, se acumula en las arterias. Así, contribuye al envejecimiento del cuerpo por el sobreesfuerzo y el riesgo que supone para la circulación sanguínea. Por el contrario, la proteína de origen vegetal, como las legumbres, el tofu, el seitán o el tempeh, es de fácil absorción (si está bien cocinada) y no se acumula. Todas son proteínas, los aminoácidos son exactamente los mismos, y sin embargo su efecto sobre el cuerpo es distinto por completo.

Cabe decir, en este sentido, que la leche no es un alimento propio de la especie humana. Ha sido diseñada por la naturaleza para el ternero, no para el humano. Sin embargo, los alimentos vegetales e integrales mencionados sí tienen una afinidad biológica con el organismo humano, que los asimila con facilidad y elimina los residuos que pueden generar. Proporcionan buenas proteínas, ricas en ácidos grasos esenciales y otros nutrientes.

La carne, la agresividad y el instinto de lucha por la presa

Si vives en un clima frío, ¿qué sentido tiene comer fruta tropical? Es como si fueras todo el día en manga corta con una temperatura ambiente de 10 grados bajo cero. Lo único que conseguirías es aumentar el cansancio y frenar tu vitalidad.

Tampoco es cualitativamente apropiado para el ser humano, viva donde viva, consumir mucha carne. Un exceso de proteína animal puede incidir en la actividad del cerebro reptiliano (la parte más primitiva de nuestro cerebro) y en la de estructuras cerebrales que se ocupan de las reacciones de agresividad, acoso, ataque, disparando la tendencia a luchar por la presa, compartida con los animales inferiores y los depredadores que se alimentan de carne, para los que la caza y la agresión es vital. En tu caso, como ser humano, no necesitas cazar, por lo que comer mucha carne te producirá un exceso de avidez y predisposición a conflictos y a actitudes derivados de esa instintiva «caza de la presa», pues puedes tener esa parte del cerebro sobreestimulada.

De nuevo, la cualidad resulta definitiva para nuestra calidad de vida. Podemos decir que cada parte de nuestro cerebro reacciona según la cualidad de los alimentos que escogemos. Por todo esto, los alimentos idóneos para nosotros, cualitativamente hablando, son los granos, los cereales, las legumbres, las semillas, las gramíneas y los vegetales. Nos proporcionan equilibrio, bienestar y armonía, tanto en el cuerpo como en las emociones y los pensamientos.

En la segunda parte del libro nos extenderemos sobre cómo el estado de los órganos se relaciona con el estado de nuestras emociones y viceversa, es decir, cómo las emociones y el estrés emocional pueden afectar a los distintos órganos. Si estos órganos no están intoxicados y tienen el alimento que cualitativamente les es propio, funcionarán mucho mejor y tanto las emociones como las sensaciones serán más agradables y adecuadas.

7

Alimentos calientes y alimentos fríos

El decaimiento progresivo de las funciones corporales va acompañado siempre de un decaimiento progresivo a su vez de las funciones mentales. Muchas veces lo achacamos a la edad o a los embates de la vida, pero es consecuencia mayoritariamente de la deficiencia y el desgaste de la esencia, la sustancia básica y los fluidos en nuestro organismo. Con el fin de preservarla, debemos ser selectivos a la hora de confeccionar nuestra dieta. Hay que elegir de manera consciente lo que nos conviene comer.

Una cuestión importante a tener en cuenta para esta elección consciente es que los alimentos pueden ser calientes o fríos. También podemos utilizar unos y otros para «calentar» o «enfriar» las emociones.

Los alimentos calientes aumentan la actividad metabólica del organismo o la de la zona del cuerpo por la que tienen atracción. Entre ellos están el ajo, la cebolla cruda, las especias picantes (pimientas, cayena, curri, pimentón), el alcohol, las carnes (en especial el pollo), los fritos y los alimentos picantes y especiados. Los fritos, la proteína animal y los frutos secos calientes como las nueces o las avellanas pueden propiciar enojos, irritabilidad y mal humor. **Los alimentos fríos o frescos**, por el contrario, bajan la temperatura y ralentizan la actividad general o del órgano concreto por el que tienen atracción. Entre ellos están, por ejemplo, las verduras crudas.

Un exceso de emociones calientes, como la ansiedad y la angustia, se aprecia con facilidad tocando la zona del cuello o el tórax (a la altura del esternón), que estarán más calientes de lo normal o mostrarán zonas de rubor o sequedad. Las personas con tendencia a las emociones calientes, a la prisa, a moverse con rapidez, a la hiperactividad, a tener un continuo mental que no para, a sentirse abrumados o irritables, con ansiedad o insomnio, suelen llevar la parte superior abierta, escotada, de forma consciente o espontánea, para liberarse del calor. También pueden tener la cara o las orejas rojas, o venitas que se dilatan en el tórax y en el cuello. Además, paradójicamente, pueden sentir frío en la zona inferior del cuerpo.

En cuanto a las emociones «frías», pueden sentirse cuando se produce una bajada energética en las zonas medias y bajas del organismo. El abdomen, los glúteos y los riñones están frescos o fríos, cuando deberían estar tibios o calientes. Una señal también es sentir frío con facilidad aunque estemos abrigados. Las emociones y las actitudes frías, como la tristeza, la apatía, la tendencia depresiva, la falta de ánimo y de motivación, el cansancio, el escaso dinamismo, la duda, los miedos, la inercia o la falta de variedad y de brillo emocional, pueden presentarse con sobrepeso, edemas, hinchazón, flatulencias, cansancio o lentitud digestiva, celulitis en la mitad media-baja del cuerpo o las extremidades y el abdomen más fríos de lo normal.

También existen los **alimentos neutros o tibios**. Se encuentran entre los polos frío y caliente. Lo son la mayoría de los cereales, sobre todo el mijo, la quínoa, el trigo sarraceno, la avena, el arroz integral, la espelta, las verduras más calientes como la cebolla cocinada, los puerros cocinados, la calabaza, la zanahoria y las raíces (que suben el tono digestivo y vital), las legumbres en pequeñas cantidades, el pescado blanco y las especias autóctonas, como el tomillo, el orégano o el laurel. El comino y la cúrcuma pueden ser recomendables aunque no sean de nuestro entorno, por sus importantes propiedades (son tibios).

Sabiendo esto, podemos seleccionar el tipo de alimentos que necesitamos para encontrar el equilibrio cuerpo-mente. Veamos alguna recomendación concreta.

Las emociones frías, como la apatía, la tendencia melancólica depresiva, la falta de motivación o la tristeza, se compensan con alimentos neutros o tibios. De esta manera aumentaremos el tono vital, y nuestras emociones y energía irán «calentándose». Hay que evitar los alimentos muy calientes, pues cuando hay condiciones de estado emocional crónico de abatimiento o depresión, la deficiencia crónica digestiva causa desgaste, sequedad y tendencia al recalentamiento en los órganos. Si consumimos alimentos calientes como especias, picantes, alcohol, ajo o carnes, tal vez sentiremos una mejora momentánea, pero después tendremos emociones como ansiedad, angustia, irritabilidad, nerviosismo o inseguridad. Entonces volveremos a tomar alimentos

**EFECTO DE LA ENERGÍA TERMAL DE LOS ALIMENTOS
EN EL ESTADO PSICOEMOCIONAL**

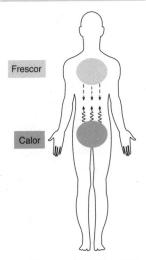

Frescor

Calor

BIENESTAR EMOCIONAL

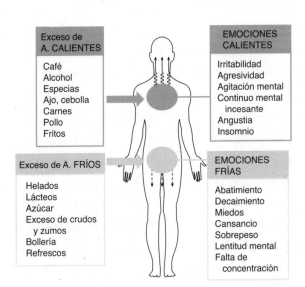

Exceso de A. CALIENTES

Café
Alcohol
Especias
Ajo, cebolla
Carnes
Pollo
Fritos

EMOCIONES CALIENTES

Irritabilidad
Agresividad
Agitación mental
Continuo mental
  incesante
Angustia
Insomnio

Exceso de A. FRÍOS

Helados
Lácteos
Azúcar
Exceso de crudos
  y zumos
Bollería
Refrescos

EMOCIONES FRÍAS

Abatimiento
Decaimiento
Miedos
Cansancio
Sobrepeso
Lentitud mental
Falta de
  concentración

PROBLEMAS PSICOEMOCIONALES

fríos para relajarnos y refrescarnos que nos producirán frío energético y emocional, en un círculo vicioso sin fin.

Podemos deducir por tanto que si se sufre esta combinación de emociones frías y calientes, como principio terapéutico debe optarse por alimentos de energía termal neutra, que son casi todos los cereales en grano; casi todas las raíces menos el ajo y la cebolla cruda o poco hecha (puede cocinarse pochándola con agua para eliminar el gas sulfurado); casi todas las verduras redondas; casi todas las legumbres pequeñas, con preferencia por los azuki, las lentejas, los garbanzos (también en humus), la soja negra y las judías pequeñas; y pequeñas cantidades de pescado blanco salvaje. Descartaremos los alimentos fríos, frescos y calientes, y sólo comeremos los neutros y los moderadamente tibios o muy moderadamente frescos.

Más adelante veremos la relación entre los alimentos fríos y calientes y los distintos órganos del cuerpo. De momento, creo que puede ser útil la siguiente tabla, que enumera distintos alimentos calientes, tibios, neutros, frescos y fríos:

TABLA DE ALIMENTOS CALIENTES, TIBIOS, NEUTROS, FRESCOS Y FRÍOS

Calientes	Tibios	Neutros	Frescos	Fríos
Ajo crudo	Ajo cocinado	Abalón	Alga wakame	Alga nori
Alcohol	Albaricoque	Aceitunas	Ancas de rana	Algas en
Canela	Amasake	Alfalfa	Apio	general
Cayena	Anchoas	Almendra	Berenjena	Almejas
Cebolla	Arroz dulce	Anguila	Berro	Cangrejo
cruda	Avena	Arenque	Cebada	Espárrago
Clavo de	Bacalao	Arroz integral	Cebada perlada	Frambuesa
olor	Café	Azafrán	Cerveza de trigo	Leche de
Jengibre	Calabaza	Azuki	Conejo	soja
seco y	Carne de cerdo	Buey	Diente de león	Mango
fresco	Carnes de vaca,	Caballa	Espinaca	Mora de
Pimienta	cordero y pollo	Carne de	Germen de trigo	árbol
fresca	Cebolla cocinada	jabalí	Hígado de cordero	Plátano
Pimienta	Cereza	Col	Leche de arroz, avena,	Pulpo
verde	Coriandro	Col china	etc.	Remolacha
Semilla de	Gambas	Coliflor	Leche de soja	Sandía
hinojo	Ginseng	Espelta	Leche de vaca	Setas
	Hinojo	Guisantes	Lechuga	Soja verde
	Mantequilla	Habas	Limón	germinada
	Mejillones	Hojas de	Mandarina	Vieiras
	Melocotón	rábano	Manzana	
	Mijo	Huevo	Manzanilla	
	Nueces	Maíz	Menta	
	Piel de mandarina	Ostra	Mora de zarza	
	Piñones	Papaya	Naranja	
	Puerros	Patata	Pepino	
	Queso parmesano	Pato	Pera	
	Romero	Pescado	Pickles	
	Trigo sarraceno	blanco	Pomelo	
	Zanahoria	Pickles	Quesos no salados	
		Raíz de loto	Rabanito	
		Regaliz	Remolacha	
		Sal marina	Semillas de girasol	
		Sardina	Setas	
		Sepia	Soja verde	
		Soja amarilla	Té negro	
		Soja negra	Té verde	
		Té negro	Tofu y otros derivados	
		Uva	de la soja	
			Tomate	
			Trigo	

8

Los sabores
y su efecto sobre la personalidad

Lejos de ser una característica anecdótica de los alimentos, los sabores nos afectan biológica y psicológicamente. De hecho, **de las propiedades energéticas de los alimentos, ésta es una de las que más influyen sobre las emociones y el psiquismo. El abuso, el mal uso o la ausencia de algún sabor en nuestra alimentación nos pueden desequilibrar, tanto en el plano físico como en el emocional o mental.**

Podemos decir que el sabor es al cuerpo lo mismo que la emoción es a la mente. Pensemos en expresiones como «esta persona es dulce» o «ese comentario es muy picante». Sabor y emoción son fuerzas similares en diferentes planos de la existencia.

Los sabores principales son: dulce, salado, ácido, picante, amargo y astringente. Veámoslos con algo más de detalle:

- **El sabor dulce** es el más pesado y de naturaleza más fría. Nutre el cuerpo y la mente, calma el hambre y la sed a nivel físico y mental, y favorece la hidratación, la nutrición y el crecimiento de los tejidos. Es el sabor más básico y fundamental, y debe predominar sobre los demás.

CON MODERACIÓN: Produce satisfacción, sensación de plenitud, calma la frustración.

EN EXCESO: Conduce a la autocomplacencia, la autosuficiencia, el exceso de autosatisfacción y la inercia. Ejerce un efecto constrictivo sobre los orificios de los sentidos (contrae), por lo cual invita, dentro de esta autosatisfacción, al «ya estoy bien como estoy», a la inercia, a la rutina y a la monotonía. La satisfacción o la tendencia a la estabilidad que produce el dulce, cuando es en forma de azúcares simples o edulcorantes químicos, tiene un efecto péndulo hacia la inestabilidad, la ansiedad y la insatisfacción, por el efecto rebote que provoca la bajada de la glucemia (glucosa en sangre). En exceso también disminuye la atención y la agudeza perceptiva, por lo que es mejor evitarlo antes de asistir a una clase o una conferencia.

- **El sabor salado** es de naturaleza caliente y untuosa. Ayuda a eliminar toxinas y purifica el cuerpo. Aumenta la capacidad digestiva y el apetito, tanto a nivel físico como mental.

CON MODERACIÓN: Estimula el entusiasmo por la vida («la sal de la vida»). Dinamiza y tonifica, invita al disfrute de los sentidos.

EN EXCESO: Puede conducir al hedonismo, al abuso de los placeres sensoriales que se pueden obtener a través de los sentidos, lo que puede ocasionar desgastes importantes tanto a nivel orgánico como psíquico. También, en exceso, suele provocar ansiedad, angustia, agresividad, estrechez de miras, compulsión, intolerancia y rigidez mental.

- **El sabor ácido** es de naturaleza caliente y pesada. Ayuda a eliminar toxinas, mejora el apetito y la digestión tanto a nivel físico como mental.

  CON MODERACIÓN: Abre los orificios de la percepción, agudiza la curiosidad y la capacidad de percibir fuera de nosotros. Ayuda a evaluar y a discriminar mejor las cosas y a determinar su idoneidad para nuestros intereses. Aumenta también el apetito perceptual, sensorial, de información, de entradas externas. Si nos cuesta atender en clase y nos despistamos, el sabor ácido de calidad nos ayudará a llevar la atención hacia fuera y a tener avidez por escuchar. Es conveniente tomar, antes de una clase o de una actividad que requiera atención, algo con un poco de sabor ácido, por ejemplo un té o una infusión (no azucarados ni endulzados) con un poco de zumo de limón, o desayunar unas frambuesas desecadas o chupar dos bolitas de *ume* (extracto japonés de ciruela) o *pickles* (verdura fermentada naturalmente sin vinagre ni azúcar, como el chucrut por ejemplo).

  EN EXCESO: Incrementa la crítica, la envidia, los celos (exceso de atención a lo externo), la avidez, el mal humor, la irritabilidad y el cansancio. Desgasta los tejidos. Incrementa los picores y los problemas cutáneos.

- **El sabor picante** es caliente, ligero, penetrante y expansivo, por lo que seca, dinamiza, ayuda a la eliminación de sustancias y secreciones en el cuerpo y al desbloqueo a nivel emocional. Acelera tanto el metabolismo como las emociones intensas (la ira, la irritabilidad, la pasión o la exaltación). Mejora el apetito, tanto a nivel físico como mental.

  CON MODERACIÓN: Promueve la extroversión, el dinamismo, y ayuda a disolver situaciones de estancamiento energético o emocional. Ayuda a la secreción hormonal y a la secreción digestiva, por lo que mejora la digestión, tanto física como mental. En el caso de gente con tendencia a la autosatisfacción y la complacencia, el picante es recomendable, pues acaba con la inercia emocional.

  EN EXCESO: Suele producir irritabilidad, impaciencia, ira o directamente agresividad. Aumenta el calor interno en general. El exceso de picante seca los tejidos y las glándulas hormonales y a la larga agota el organismo. Puede causar ansiedad y problemas para dormir, así como tendencia al autoengrandecimiento, pero sin autocomplacencia, pues conlleva deseo o avidez, sensación de que falta algo.

- **El sabor amargo** es frío y ligero, de ahí su efecto secante y refrescante. Aun siendo frío, entona el organismo porque elimina los excesos de líquido y toxinas. Contribuye a la depuración y regula la acción del resto de los sabores. Incrementa el apetito y alivia las enfermedades con fiebre alta. Los estados de exaltación o agitación pueden calmarse con hierbas amargas siempre que haya un exceso de fuego o calor en el cuerpo y las emociones.

  CON MODERACIÓN: En poca cantidad nos ayuda a recuperar el equilibrio emocional, ya que causa una pequeña insatisfacción que nos empuja a cambiar y a mejorar, y nos hace más exigentes y ambiciosos en nuestra búsqueda y evolución, en la selección de nuestras metas y en cómo las conseguimos. En este sentido, está indicado para aquellas personas a las que ya les va bien todo como está, que se sienten satisfechos consigo mismos y no buscan más allá. Ante demasiado ácido, picante o salado, que nos animan a buscar compulsivamente el placer y la intensidad, el sabor amargo puede aportarnos equilibrio, cerrando un poco la percepción a fin de conectar con nuestra conciencia y recuperar la serenidad.

  EN EXCESO: Al ser muy secante, puede producir tendencia a la insatisfacción, miedos (por ser frío) y ansiedad, pues reseca con mucha rapidez los fluidos y la sangre. Lo más importante a recordar es que el sabor amargo produce insatisfacción, y por lo tanto deseo de cambio, porque disipa las ilusiones y fuerza el contacto con la realidad, pero en exceso puede frustrar y producir sufrimiento y amargura.

- **El sabor astringente** es frío. Podemos obtener astringencia cuando exponemos al aire un alimento y éste se deshidrata. Es refrescante, ligero y secante. Ayuda a curar y a desinflamar las mucosas corporales y purifica, contrae (incluso la conciencia) y reduce las secreciones. Es antiafrodisíaco y ayuda a combatir tanto la autocomplacencia que genera el dulce como la soberbia del picante.

    CON MODERACIÓN: Induce a la introversión y aleja de la estimulación, la excitación y el exceso de extroversión. Proporciona un punto de sobriedad emocional.

    EN EXCESO: Demasiada introversión puede llevar a la inseguridad y dificultar las relaciones. También produce miedo y ansiedad, fruto de la contracción de la percepción, pues al ser frío cierra los orificios de la percepción y los canales mentales (por los canales, *nadis* o meridianos circulan la energía y la conciencia, según las tradiciones médicas orientales). Enfría el psiquismo y la vitalidad, pudiendo limitar nuestra expansión y creatividad.

TABLA DE LOS SABORES					
Dulce	Salado	Ácido	Picante	Amargo	Astringente
Aceites de ricino, coco, maíz, sésamo	Alga kelp	Granada	Ajo	Aceite de ricino	Aceite de sésamo
Arroz	Algas	Lima	Alcohol	Aceite de sésamo	Apio
Avena	Miso	Limón	Canela	Café de cereales	Brócoli
Brécol	Sal marina	Naranja	Cardamomo	Canela	Centeno
Cacahuete	Shoyu	Queso	Cebolla	Cúrcuma	Col
Canela		Tomate	Comino	Semilla de fenogreco	Coliflor
Cardamomo		*Ume* (ciruela)	Cúrcuma	Sésamo	Conejo
Carne		Uva roja	Especias	Vinagre de vino	Cúrcuma
Cebada		Vinagre de arroz	Jengibre	Zanahoria	Espinaca
Centeno		Yogur	Miel		Garbanzos
Ciruela			Rábano		Germinado de alfalfa
Col			Tomate		Germinados en general
Granada					Granada
Huevo					Judía verde
Leche					Kudzu
Legumbres					Leche de cabra
Maíz					Lechuga
Manzana					Limón
Melocotón de viña					Manzana
Melón					Miel
Miel					Pepino
Mijo					Pera
Nuez					Plátano verde
Patata					Pollo
Pepino					Semillas de calabaza
Pera					Semillas de fenogreco y cilantro
Pescado					Semillas de girasol
Plátano					Té Bancha
Queso					Té Kukicha
Remolacha					Trigo sarraceno
Sandía					*Ume* (ciruela)
Semillas de girasol y calabaza					
Sésamo					
Tomate					
Trigo sarraceno					
Uva roja					
Zanahoria					

9

Gestionar las emociones con los sabores

Existe un paralelismo entre la nutrición del cuerpo y la nutrición de la mente. Los alimentos saludables, nutritivos, de calidad, ecológicos, bien digeridos y asimilados, producen a la larga mucha más satisfacción que cualquier alimento dulce, salado o picante de los que tanto nos gustan. ¿Por qué? Porque nutren, energizan y regeneran profundamente millones de células. **Comer sin nutrirnos causa al final insatisfacción, que es el toque de atención de nuestras células y de nuestros tejidos, también «insatisfechos».**

La mente, igual que el cuerpo, se nutre absorbiendo «buenos alimentos». Se alimenta a través de las impresiones sensoriales que recibimos al nutrirnos. Estas impresiones son digeridas por la inteligencia. La inteligencia separa la realidad de la impresión, de la etiqueta o del prejuicio que podamos interpretar. **Si nuestra percepción es nítida y la inteligencia está despierta, la conciencia se queda con la experiencia real.**

Una vez la inteligencia ha digerido nuestras impresiones, éstas pasan en forma de experiencia o de memoria a un plano más profundo de conciencia y nos influyen en función de cómo las hemos digerido y asimilado. Imaginemos que pasamos un rato agradable en el campo, al amanecer o durante la puesta del sol, y ésta es la impresión que digerimos y absorbemos. Nos aportará, por su naturaleza, una energía de amor, de paz, de confianza y serenidad. Por el contrario, si mantenemos una discusión desagradable o nos atacan, la experiencia será difícil de digerir y, a pesar de que la analicemos, puede quedar algún residuo de miedo, frustración o enfado en la conciencia profunda. Estas toxinas mentales y estas experiencias no digeridas pueden despertarse en el momento menos pensado en nuestro subconsciente y alterar nuestro estado mental... Hasta que comprendamos y resolvamos, hasta que logremos digerir del todo lo vivido.

¿Cuáles son las impresiones sensoriales que mejor calman nuestra avidez, nuestra insatisfacción, las que mejor nutren nuestra mente? Las que **provienen de la naturaleza**, pues generan una experiencia de mayor satisfacción y serenidad y son más fáciles de digerir. Todas las impresiones que no provengan de un entorno natural suelen generar desorientación y vacío, y hacen que la mente se vea obligada a buscar más y más impresiones aparentemente «nutritivas» en los medios de comunicación, en las pantallas (el televisor, los ordenadores y otros dispositivos electrónicos) y en hábitos, alimentos, acciones o rutinas no saludables que practicamos en la búsqueda constante de satisfacción. Desde este punto de vista, podemos entender por qué muchas adicciones se tratan en un entorno natural, donde los órganos y los sentidos recuperan el tono, los colores y los olores, los matices y las frecuencias diseñados específicamente para ellos, para nuestra conciencia.

La naturaleza es una fuente inagotable y amplísima de estímulos apropiados y resonantes con nuestra propia naturaleza y con la de la conciencia. En todas las terapias relativas al estado emocional y psíquico tenemos que procurar pasar el mayor tiempo posible en un ambiente natural, armónico y adecuado. A menudo olvidamos que la esencia de nuestra naturaleza (mental, espiritual y energética) y de nuestra conciencia proviene de las estrellas. De ahí surgió nuestra naturaleza lumínica y, por lo tanto, la naturaleza es el mejor filtro para readecuarnos y readaptarnos a nuestra naturaleza esencial. Es, en definitiva, la fuente de todas las satisfacciones.

En lo referente a la comida, para contentar nuestra mente y armonizar las emociones es primordial optar por los alimentos y los sabores variados y esenciales que nos proporciona la naturaleza. Para gozar de **salud** y tener un buen nivel de **energía** que nos permita una percepción adecuada y una natural integración cuerpo-mente y con nuestro entorno, nuestra alimentación debe ser variada en texturas, colores, olores y estilos de cocción, y estar formada sobre todo por productos de temporada y cercanos al lugar donde vivimos (y del que formamos parte).

Los efectos del picante y el alcohol

Las personas acostumbradas a comer mucho **picante** desde jóvenes suelen apreciar la fogosidad y la intensidad máxima en las situaciones como una de las formas idóneas o más atractivas de estar en el mundo y de relacionarse. Por esa razón, el picante, que es el sabor que produce esta intensidad y fogosidad, suele ser bien recibido en las dietas cuando se buscan estas sensaciones, sobre todo si se trata de dietas crudívoras (los vegetales crudos dan lugar a digestiones pobres o a cierto frío y humedad internos que despiertan las ganas de picante). Cuando hay deficiencia digestiva, el efecto calorífico energético del picante puede resultar adictivo.

El alcohol también tiene un «efecto calor». De hecho, la copa de vino en la comida apetece porque el alcohol es caliente y ayuda a la digestión. Mucha gente es incapaz de digerir sin el vino. Cuanta más debilidad digestiva, cuanto más frío interno, más alcohol se bebe durante la comida o al acabar. El alcohol es un picante tibio y caliente que también desinhibe, desbloquea y elimina la tensión, pero tras la ingesta provoca contracción hepática porque seca los fluidos corporales, sobre todo los del hígado, produciendo deficiencia de sangre y de fluidos hepáticos. Esta deficiencia de fluidos disminuye la fluidez energética y psicológica, así como la flexibilidad mental y emocional, por lo que su consumo regular suele ser motivo al final de más tensión. Esta tensión conduce a querer más picante (alcohol, principalmente) para relajarnos, creándose así un círculo vicioso. Por eso recomiendo reducir el consumo de alcohol o incluso suprimirlo.

Podemos desinhibirnos sin consumir alcohol gracias al uso del picante:

- Añadiendo pequeñas cantidades en las cocciones para aumentar la energía digestiva. Por ejemplo, en forma de raíz, como el jengibre, aunque amortiguándolo con una cocción mínima de 25-30 minutos para que su efecto sobre los tejidos no sea tan penetrante y tan potente.

- Utilizando hierbas aromáticas como el orégano, el azafrán, la albahaca, el rabanito, el wasabi, la salvia, la raíz de cúrcuma, la menta y la hierbaluisa para liberar el estancamiento de energía. Se trata de picantes más frescos o más neutros, muy adecuados para relajar la tensión emocional y hacer el plato «interesante».

- Neutralizando las adicciones al alcohol y al tabaco (este último de sabor picante y amargo) con cantidades muy moderadas de sabor picante. Eso sí, el sabor tiene que suavizarse a través de la cocción para no producir el círculo vicioso antes mencionado.

- Liberando tensión emocional con ciertos bailes y ejercicios físicos en los que se mueven los brazos y las caderas. Tienen un efecto «picante»: distienden los músculos y pueden ayudar mucho a liberar la tensión emocional. Ejemplos son el tenis, el bádminton, el baile flamenco, el zumba, el taichí, etc.

- Manteniendo relaciones sexuales satisfactorias, que

también desinhiben y tienen un efecto liberador de la energía y la emoción contenidas en el hígado similar al del picante, aunque contengan también otros «sabores», como el dulce y el salado.

Los efectos del dulce

El **dulce** debe ser el sabor central en nuestra dieta, pero debe proceder de alimentos naturales, de temporada y de proximidad, cultivados de forma tradicional y ecológica y cocinados en función del clima y de nuestro estado físico y psíquico. Esto puede suponer cambiar algunos de nuestros hábitos y luchar contra ciertas tendencias de consumo de nuestra sociedad, pero te aseguro que el resultado (un mayor control de las emociones y de la vida en general) bien vale el esfuerzo.

Al cocinar los hidratos de carbono complejos (cereales, legumbres, verduras, pescados, frutos secos o semillas) aportamos a los platos un sabor dulce natural muy saludable y saciante. El **sabor dulce natural calma** y ayuda a tomar conciencia corporal. No tienen este efecto los carbohidratos refinados, o sea, el azúcar y otros edulcorantes derivados del mismo, la bollería, la pastelería refinada, algunas frutas y sus zumos, etc., que suben el nivel de glucosa de una manera rápida y perjudicial para el sistema nervioso y para el organismo en general (profundizaremos en esta cuestión más adelante, cuando hablemos de la depresión y el abatimiento).

Las personas que suelen sentirse insatisfechas o frustradas emocionalmente, ya sea por una deficiencia nutricional, física o psicoemocional, pueden desarrollar una adicción al dulce. El problema es que el dulce artificial aporta glucosa rápida (y una satisfacción rápida), pero al desaparecer el pico de glucosa se produce una hipoglucemia, el ánimo baja y aparece la inclinación a volver a comer dulce. Los dulces químicos no sólo son cero nutritivos, sino que también motivan estos vaivenes emocionales y estas adicciones compulsivas.

Un exceso de sequedad interna (sobre todo en el hígado y el pulmón) por un abuso de picante, tanto en el estilo de vida (alcohol, vida disipada, trasnochar, exceso de sexo, etc.) como en el alimento, puede provocar un importante deseo de dulce, pues éste es hidratante, nutritivo, satisface y sacia.

Cuantos más años dura la adicción al dulce, más se deteriora nuestro sistema nervioso y nuestro metabolismo, dado que el azúcar acidifica y daña nuestros tejidos. Las adicciones a sustancias o alimentos muy expansivos como el azúcar, los hidratos de carbono simples o la fruta se refuerzan si consumimos en exceso alimentos muy contractivos, como la proteína animal o los productos muy salados. Por tanto, para evitar el azúcar, los edulcorantes químicos y los alimentos refinados es importante prescindir de la proteína animal y sus derivados, que por ser salados (con una alta concentración en sodio y minerales) nos provocan ganas de dulce. De hecho, cuando eliminamos la proteína animal (exceptuando el pescado salvaje, en especial el blanco) es relativamente fácil dejar el dulce, y nos sentimos menos atraídos por el alcohol o las drogas.

En resumen, obtendremos los beneficios del sabor dulce si comemos cereales integrales bien cocidos, legumbres, verduras, hortalizas, pequeñas cantidades de fruta de temporada, semillas y aceites.

LOS EFECTOS DE LO SALADO

La adicción a lo **salado** se da en personas que priorizan la proteína animal en su alimentación. La sal se usa inconscientemente como tónico cuando hay poca fuerza digestiva y/o falta de energía. Para evitar los efectos nocivos sobre la tensión arterial hay que moderar la cantidad y poner la sal durante la cocción, no en el plato, lo que suaviza su efecto. Por cierto, siempre debemos emplear sal marina.

Lo salado produce tendencia al hedonismo, a la búsqueda de placer. Si somos adictos a comer carne y queremos dejar de serlo, tenemos que evitar los alimentos muy expansivos como el azúcar o el alcohol, y procurar cambiar la fuente de la que obtenemos el placer en nuestra vida: hacer algo de deporte si no lo practicamos ya, procurar tener una vida sexual equilibrada y disfrutar de las percepciones sensoriales más diversificadas.

En resumen, la sal es un alimento tónico que invita a la acción, al movimiento, pero contrae y tensa en exceso. Por esta razón, abusar de lo salado nos puede causar desazón, nerviosismo y ansiedad.

En las siguientes tres tablas resumo la relación entre los diferentes sabores y algunas de nuestras emociones y rasgos de carácter más habituales:

Tabla 1: TRATAMIENTO DE LAS EMOCIONES CON LOS SABORES			
	ALTERACIÓN PSÍQUICA O EMOCIONAL	Sabores a evitar o reducir (por orden de influencia)	Sabores a potenciar (por orden de influencia)
EMOCIONES CALIENTES	ANSIEDAD	Picante Salado Ácido	Dulce Amargo suave
	IRA–AGRESIVIDAD	Picante Salado Ácido	Dulce Amargo Astringente
	CELOS	Ácido Picante Salado	Dulce Astringente
	LUJURIA	Salado Ácido Picante	Astringente Dulce Amargo
EMOCIONES FRÍAS	ARROGANCIA	Picante Dulce Ácido	Astringente Amargo Picante
	TIMIDEZ	Dulce Amargo Astringente	Picante Salado Ácido
	MIEDO	Dulce Amargo Astringente	Salado Ácido Picante Dulce (polisacáridos)
	AUTOSATISFACCIÓN	Dulce	Amargo Ácido Picante Astringente
	INSEGURIDAD DESVALORIZACIÓN CULPABILIDAD	Dulce (de refinados) Amargo Astringente	Salado Ácido Picante Dulce (polisacáridos naturales)

	Tabla 2: EFECTOS DE LOS SABO

Sabor	Picante	Ácido	Salado
Elemento	Aire + Fuego	Tierra + Fuego	Agua + Fueg
	Calientes		
	Ligero	Pesados	
EFECTO SOBRE EL SISTEMA NERVIOSO	• Activador • Irritante • Desgastante	• Centra la atención • Agudiza la mente	• Fortalece • En exceso bloquea y tens
EFECTO SOBRE LAS EMOCIONES	• Disminuye y dispersa la tensión • Estimulante • Excitante • Irascibilidad (si se abusa) • Agresividad • Aumenta los apetitos	• Invita a la búsqueda, curiosidad • En exceso produce envidia, celos • Avidez	• En exceso invit al hedonismo y a la búsqueda exagerada del placer • En exceso aumenta la agresividad y la tensión • A niveles adecuados tonifica mentalmente, invita a vivir
EFECTO SOBRE LA PERCEPCIÓN	• Dispersa la atención • Aumenta la avidez • Promueve la extroversión (No indicado para el estudio)	• Promueve la extroversión • Agudiza la percepción (Ideal para estudiar)	• Promueve la extroversión (En dosis mínima es bueno para estudio)

RE LAS EMOCIONES Y EL CARÁCTER		
Dulce	Amargo	Astringente
Tierra + Agua	Aire + Éter	Tierra + Aire
Fríos		
Pesado	Ligeros	
utre y tonifica alma la agitación exceso aturde, sgasta y svitaliza	• Calma el exceso de agitación • Mejora la circulación y el funcionamiento cerebral • En exceso agita y desgasta	• Desinflama y tonifica el SN y la circulación cerebral
anquiliza, tiende a autosatisfacción, a inercia exceso produce ocamiento, atimiento, apatía utocomplacencia	• Corta la autosatisfacción, genera descontento • En exceso produce frustración	• Aplaca la hiperefervescencia emocional • Da sobriedad
omueve la troversión recomendable ra el estudio)	• Promueve la introversión (Indicado para el estudio en dosis mínimas)	• Promueve la introversión

Tabla 3: ALIMENTOS POR SABORES Y ENERGÍA TERMAL						
	Ácido	Salado	Picante	Dulce	Amargo	Astringente

Caliente			Ajo
			Alcohol y
			  destilados
			Cayena
			Cebolla
			Chili
			Clavo
			Comino
			Jengibre seco
			Pimentón
			Pimienta
				Angula
				Canela en
				  rama		

Tibio	Ciruela
	  ume
	Fresa
	Grosella
	Lichi
	Melocotón
	Vinagre de
	  vino
		Jamón
		Medusa
		Mejillón
		Miso
		Sal
		Semilla de
		  eneldo
		Vinagre de
		  ume
			Artemisa
			Canela en rama
			Cebolleta
			Cebollín
			Cilantro
			Colinabo
			Coriandro
			Cúrcuma
			  (rizoma)
			Hierbaluisa
			Hinojo
			Jengibre fresco
			Miel
			Mostaza en
			  semilla
			Nuez moscada
			Puerro
			Romero
			Sake
			Salvia
			Semilla de hinojo
			Semilla de
			  mostaza
			Vino
				Amasake
				Anchoa
				Anís
				  estrellado
				Arroz dulce
				Avena
				Castaña
				Cereza
				Chirivia
				Cordero
				Espino
				  amarillo
				Fresa
				Ginseng
				Leche de
				  cabra
				Leche de
				  coco
				Lichi
				Longán
				Mantequilla
				Melaza de
				  cebada
				Melocotón
				Miel
				Mijo dulce
				Nueces
				Patata
				  dulce
				Piñón
				Pollo
				Sarraceno
				Zanahoria
					Alcaparra
					Almendra
					  amarga
					Artemisa
					Café
					Canela
					Chirivía
					Cloruro
					Cúrcuma
					  (rizoma)
					Extracto
					  de semilla
					  de pomelo
					Ginseng
					He sho wu
					Laurel
					Magnesio
					Perejil
					Piel de
					  pomelo
					Piel de
					  mandarina
					Salvia
					Semilla de
					  albaricoque
					Tomillo
					Vinagre de
					  vino
					Zanahoria
						Conejo
						Cúrcuma
						  (rizoma)
						Miel
						Pollo
						Semillas de
						  cilantro
						Té bancha
						Té kukicha
						Trigo
						  sarraceno

	Ácido	Salado	Picante	Dulce	Amargo	Astringente
		Tabla 3: (continuación)				
Neutro	Albari-	Abalón	Albahaca	Abalón	Aceite de	Ciruela *ume*
	coque	Albahaca	Azafrán	Aceite de	ricino	Cúrcuma
	Chucrut	Azafrán	Nabo	sésamo	Aceite de	(raíz)
	Oliva	Cebada	Patata taro	Aceitunas	sésamo	Germinado de
	Pickles	germinada	Salvado de	Almendra	Alfalfa	alfalfa
	Uva	Nabo	arroz	Arenque	Centeno	Kudzu
		Ostra	Wasabi	Arroz integral	Nabo	Leche de
		Patata taro		Arroz salvaje	Papaya	cabra
		Pato		Atún	Semilla de	Semilla de
		Salvado de		Azuki	calabaza	calabaza
		arroz		Cacahuete	Semilla de	Semilla de
		Sardina		Calabaza	fenogreco	fenogreco
		Sepia		Coco	Trigo	Semilla de
		Tiburón		Col china	sarraceno	girasol
		Tortuga		Frijoles		
		Wasabi		Guisantes		
				Huevo		
				Kudzu		
				Maíz		
				Melaza de		
				arroz		
				Mijo		
				Pescado		
				blanco		
				Patata taro		
				Quínoa		
				Raíz de loto		
				Regaliz		
				Semilla de		
				girasol		
				Semilla de loto		
				Sésamo		
				Soja negra		
				Tiburón		
				Uva		

Tabla 3: (continuación)						
	Ácido	Salado	Picante	Dulce	Amargo	Astringente
Fresco	Ciruela	Cebada	Berro	Apio	Apio	Brócoli
	Frambuesa	Polvo de	Mejorana	Berenjena	Café de	Col
	Lima	ostra	Menta	Berro	cereales	Coliflor
	Limón	Tamari	Rabanito	Cebada	Frambuesa	Judía verde
	Mandarina			Cebada	Lechuga	Lechuga
	Mango			perlada	iceberg	Legumbres
	Manzana			(hato	Lúpulo	Limón
	Mora			mugí)	Pomelo	Manzana
	Pera			Conejo	Remolacha	Pepino
	Piña			Espinaca	Té Negro	Pera
				Frambuesa	Té Verde	Plátano
				Germen de	Verde de	verde
				trigo	cebada	
				Granada		
				Leche		
				Lechuga		
				Mango		
				Manzana		
				Mora		
				Nabo		
				Pepino		
				Pera		
				Piña		
				Queso		
				Raíz de loto		
				Remolacha		
				Setas		
				Soja verde		
				Tofu		
				Trigo		

Tabla 3: (continuación)					
	Ácido	Salado	Picante	Dulce	Amargo	Astringente

Frío	Naranja
	Pomelo
	Tomate
		Alga kelp
		Alga nori
		Cangrejo
		Pulpo
		Sal de
		  Glauber
			Germen de trigo	Agar
				Alga nori
				Almeja
				Brotes de
				  bambú
				Caracol
				Ciruela
				Clara de
				  huevo
				Diente de
				  león
				Espárrago
				Mora de
				  árbol
				Naranja
				Palosanto
				Plátano
				  Noni
				Pulpo
				Sandía
				Tomate
					Alcachofa
					Bíter sueco
					Diente de
					  león
					Espárragos
					Genciana
					Nato
					Raíz de
					  ruibarbo
					Sal de
					  Glaubert	

¿Somos adictos a ciertos sabores?

Tanto la mala calidad de los alimentos con un determinado sabor como el consumo excesivo de ciertos sabores provoca desequilibrios y, por tanto, insatisfacción y molestias. Hay que buscar moderación y variedad en los sabores y obtenerlos siempre de fuentes naturales, no de alimentos procesados industrialmente, ni refinados ni químicos.

Lo ideal es consumir cereales, verduras, legumbres y semillas ecológicos, junto con productos del mar, en una combinación equilibrada de sabores que incluya:

- los ácidos más suaves de las verduras fermentadas, el vinagre de arroz, el limón y los aliños cítricos;
- lo salado de los condimentos y la sal marina y los productos del mar en pequeñas cantidades;
- el picante moderado de la cebolla, el cebollino, el rábano, el nabo y otras verduras y hierbas suaves de cultivo ecológico;
- el dulce moderado de los cereales integrales, las legumbres y las hortalizas, el pescado, las semillas y los aceites de primera presión en frío. Y algunas bayas o fruta de temporada.

Esta forma de alimentarte cortará la avidez sensorial y la compulsión, ya que asimilarás mucho mejor los nutrientes. Esto, unido a su elevada capacidad nutricional, satisfará hasta los últimos rincones de tu organismo, proporcionando a tus células todo lo que necesitan y extendiendo esa sensación a otros niveles, como el emocional y el neurosensorial.

Cuanto más nos alejamos de una alimentación y un estilo de vida adecuados, más tendemos a caer en actitudes emocionales y conductas negativas compensatorias. Las personas solemos reincidir inconscientemente. Tenemos cierta adicción a las emociones intensas, aunque sean negativas, por eso buscamos de manera inconsciente los alimentos y los sabores que perpetúan esta tendencia. Sin el plus de energía y de conciencia de una nutrición correcta, continuaremos con los mismos planteamientos vitales y emocionales. Seguiremos teniendo los mismos problemas, miedos e inseguridades, y nos será muy difícil cambiar adicciones y hábitos alimentarios perjudiciales.

SEGUNDA PARTE

Cuidar los órganos, cuidar las emociones

10

Alteraciones del ánimo cuando
no comemos bien

¿Sufres de angustia o ansiedad? ¿Tienes miedos exagerados o injustificables? ¿Te irritas o te exaltas con facilidad? ¿Sientes agresividad hacia la gente o hacia ti? ¿Dirías que eres del tipo de persona que se siente abatida y confusa? ¿Crees que tu carácter es suspicaz o dubitativo? ¿Piensas que eres una persona desordenada por naturaleza, con una forma de ser un tanto caótica, tal vez inconstante mentalmente, y que eso forma parte de tu carácter y de tu manera de ser?

A menudo consideramos que las cualidades del carácter son inherentes a nuestra propia constitución, naturaleza o genética, pero no es cierto: pueden ser consecuencia de la deficiencia de sustancia básica o de nutrientes y energía en alguno de los principales órganos del cuerpo: los riñones, el hígado, el estómago, los intestinos o el corazón. Por tanto, podemos reconducir estas tendencias del carácter y de la conducta con buenos hábitos de vida, entre ellos una buena alimentación.

Siguiendo las pautas que he empezado a apuntar en este libro, y que detallaré en los próximos capítulos, progresivamente te sentirás mejor, e incluso algunos estados que te provocan malestar desaparecerán como por arte de magia... Pero no es magia, sino ciencia: es la consecuencia de restaurar suficientemente la nutrición y el funcionamiento corporal, orgánico y energético tras seguir un plan de alimentación ajustado a tus necesidades personales. Con el cambio en la alimentación que te propongo, constatarás cambios rápidos en tu ánimo y en tu bienestar interior.

Muchos de nuestros desajustes anímicos pueden evitarse si nos mantenemos dentro de lo que se llama la «banda pasante alimentaria» que nos corresponde, es decir, si aprendemos a discernir entre los alimentos que nos convienen y los que no. Es fundamental para nuestro buen estado anímico encontrar y consumir los alimentos adecuados para nuestro organismo, saber qué nos conviene y aprender a mantenernos dentro de esa «banda pasante alimentaria» beneficiosa, que es diferente para cada persona.

Hay personas que sufren problemas considerados psicológicos y que se someten a largas terapias. El proceso puede prolongarse mucho en el tiempo y causar gran frustración a los pacientes. Sin embargo, muchos problemas psicoemocionales son fruto de un deterioro del sistema energético funcional y orgánico del cuerpo, y basta con corregirlo con precisión para que los aspectos psicológicos mejoren de manera muy significativa.

Por ejemplo, muchas **depresiones** pueden tener su raíz en una **bajada energética general** debida a uno o varios de los siguientes factores:

- Un exceso de estrés, de trabajo y de exigencia que ha llevado a la persona a estar demasiado tiempo desgastándose, durmiendo poco, comiendo mal, con demasiadas responsabilidades, etc.
- Una deficiencia de sangre y fluidos en el hígado debida a deficiencias nutricionales.
- Un bloqueo de energía-emociones en el hígado debido a contención emocional y frustración, con tensión acumulada de largo recorrido.
- Un exceso en el uso de pantallas —ordenadores, teléfonos, televisores, tabletas—, que consumen mucho los fluidos y la sangre que se almacena en el hígado.
- Una falta de horas de sueño.
- Un consumo excesivo de alcohol o picante.

En todos estos casos la sangre hepática disminuye y puede, en un caso extremo, manifestarse como una depresión. La persona no tiene ninguna razón aparente para estar deprimida, todo va bien, pero no muestra motivación por la vida, le falta el «fluido vital» y pueden venirle a la cabeza frases como «Sí, pero para qué» o «Nada me motiva, no entiendo por qué». En la depresión puede haber un trasfondo o conflicto de tipo psicológico o unas circunstancias que nos lleven a desmotivarnos, pero si no hay razones aparentes suficientes podemos pensar en un posible problema en el hígado.

El desgaste nutricional y biológico afecta a la mente y a las emociones. Una falta de nutrición a nivel hepático conlleva problemas o bloqueos en el flujo energético y/o en la reserva de sangre del hígado, que podemos superar recargando la cantidad de sangre en general, mejorando nuestros hábitos (entre ellos la nutrición) y ayudando a incrementar el flujo de energía.

En los estados depresivos que tienen que ver con la deficiencia de sangre del hígado (que es el «almacén» de sangre del cuerpo) se produce una tendencia a la vasoconstricción periférica, que es la reacción con la que el cuerpo intenta abastecer de sangre los órganos centrales. Esta disminución de sangre periférica es terreno abonado para la aparición de artrosis, problemas de piel, caída del cabello, falta de memoria, tendinitis, etc. Así, también la falta importante de sangre en el hígado puede derivar en un estado de depresión vital aparentemente injustificado.

En el próximo capítulo hablaremos con más detalle de las situaciones que pueden afectar al hígado y de sus consecuencias (ira, irritabilidad, depresión endógena o biológica, rigidez mental). También hablaremos de qué recomendaciones debemos seguir para paliar estas alteraciones emocionales.

Un mal estado de los riñones también puede influir sobre nuestro ánimo. Así, podemos sentirnos abatidos, cansados, sin voluntad o angustiados, con una gran inseguridad personal, nerviosismo, autodesvalorización, demasiado ruido mental (pensamientos recurrentes que no podemos evitar), un exceso de timidez o de dependencia de lo que piensan los demás (o de cómo vamos a quedar en público), miedo ante cualquier situación o eventualidad, ante lo extraño y lo desconocido, ante el futuro, etc. Acusamos el abatimiento, la dificultad para hacer ejercicio o para salir y sentimos pereza a la hora de movernos y emprender iniciativas, y habitualmente tenemos ganas de estar tumbados. Estos estados pueden ser consecuencia de la falta de energía y de la deficiencia de sustancia básica y fluidos en el riñón. Por cierto, hay que tener en cuenta que en la medicina tradicional china se habla del riñón como un sistema completo que incluye las glándulas suprarrenales, el sistema nervioso (sobre todo el cerebro) y los huesos y las articulaciones (médula ósea incluida), así como las glándulas hormonales y reproductivas.

En cuanto al **corazón**, la deficiencia de fluidos o de sangre y su exceso de calor pueden ser los causantes de que nuestro sueño sea superficial o poco seguido, con muchas interrupciones a lo largo de la noche o **insomnio**. De forma similar, también son habituales el **agobio**, la angustia o la **ansiedad**. Y se puede tener a veces la impresión de estar desubicados de nuestro cuerpo, como si no lo sintiésemos suficientemente, como si todas las sensaciones, la energía y la conciencia estuviesen en la zona de la cabeza.

Cuando **el páncreas, los intestinos y el estómago** están desgastados, también podemos experimentar alteraciones drásticas en el humor: de sentirnos eufóricos, con un optimismo exagerado, pasamos a una sensación de oscuridad interna, de poca seguridad y de gran incomodidad. Podemos pasar de una sensación a la opuesta incluso varias veces a lo largo de un día. Nuestro entusiasmo puede ser muy voluble, de modo que a veces nos mostramos muy animados y a veces nos sentimos distantes y desinteresados.

Todos estos síntomas pueden responder a un cuadro de **desgaste nutricional importante, global y multiorgánico**. Cuando la persona se acostumbra a vivir en este estado límite durante demasiado tiempo se crea el contexto perfecto para que surja cualquier trastorno psicoemocional importante: depresiones, psicosis, manías, etc. El organismo no dispone de suficientes recursos por su desgaste prolongado y su falta de energía vital, así que es fácil que ante una dificultad no sepamos cómo reaccionar y se genere un problema psíquico más estructurado.

Como veremos a continuación, cada una de las alteraciones del ánimo suele ir asociada a un órgano en concreto.

ÓRGANOS Y ALTERACIÓN DEL ESTADO DE ÁNIMO

- Cuando el **hígado** se satura, ya sea por toxinas, una mala alimentación (rica en grasas y en proteína animal) o por una contención y frustración emocional prolongada, la energía queda estancada allí hasta que puede liberarse de forma súbita y explosiva en forma de episodios de **ira y agresividad**. Además, ciertos estados de lo que podríamos describir como **rigidez mental y emocional** se deben a la deficiencia de sangre hepática y al bloqueo energético en el hígado. Cuando esta deficiencia llega al extremo, podemos estar incluso ante una depresión de tipo endógeno, con falta de vitalidad y de motivación.

- Cuando la zona de los **riñones** y las glándulas supra-rrenales carece de energía y sufre desgaste biológico, solemos padecer **miedos**. Cuando hay deficiencia en la energía renal, tenemos dificultad para **marcar los límites del territorio afectivo**, del espacio vital en el que nos movemos, tanto de índole física como afectiva.

- Cuando la emoción filtrada y bloqueada es, por ejemplo, de tipo amoroso y la frustración alcanza un nivel emocional profundo de **desencanto amoroso** o frustración o trauma, esta contención puede somatizarse en el **pericardio**.

- Cuando sentimos falta de empatía, de aceptación de los demás o directamente **antipatía**, no estamos ante un rasgo de carácter genuino, sino ante un efecto colateral del mal estado del **estómago y del páncreas**. La **indecisión** pone de manifiesto que nuestro sistema digestivo puede estar debilitado. En concreto, los órganos afectados suelen ser el estómago, los intestinos (el duodeno) y el páncreas.

Es muy importante, en resumen, **comprender que gran parte de los problemas psíquicos y emocionales tienen su fundamento en el decaimiento de nuestras estructuras y nuestra condición orgánica**, ya sea por desgaste, intoxicación, pobre circulación, hábitos alimentarios, hábitos vitales, etc. La mejoría de esas condiciones físicas implica que las emocionales también puedan mejorar (incluso en algunas depresiones o en la psicosis bipolar). Por ejemplo, los síntomas psicológicos de ansiedad, de continuo mental agobiante, de angustia, de nerviosismo, los problemas con el sueño, el calor en la zona superior del cuerpo, las cefaleas o migrañas, los problemas de tensión arterial alta o los zumbidos en los oídos y los vértigos tienen un origen psicoenergético y fisioenergético común, y pueden mejorar cuando mejoramos la condición biológica. Cuando armonizamos física y energéticamente las distintas zonas y los sistemas del cuerpo, cuando mejoramos nuestra condición biológica, las condiciones emocionales mejoran a su vez de forma muy significativa.

SÍNTOMAS DE DESGASTE BIOLÓGICO GENERAL	
Físicos	Psíquicos
• Insomnio	• Nerviosismo
• Tics nerviosos	• Desinterés
• Cansancio	• Inconstancia
• Dolor de cabeza	• Gran inseguridad personal
• Tensión arterial alta, zumbidos en los oídos, vértigos	• Ruido mental
	• Miedos
• Calor en la zona superior del cuerpo (cuello, tórax) y frío en los pies, las piernas y las manos	• Ansiedad, sensación de angustia
	• Apatía
	• Oscuridad interna
• Digestiones lentas y con problemas	• Alteraciones del humor: de la euforia al abatimiento

11

Las emociones relacionadas con el hígado: agresividad, intolerancia e irritabilidad

Según la medicina tradicional china, una de las funciones del hígado es filtrar la sangre que procede de los intestinos y regular la circulación y la distribución uniforme de la energía vital. También ayuda a digerir las grasas y elimina residuos tóxicos de la sangre y el organismo, una acción que realiza a través de la función biliar, que almacena y excreta bilis.

Cuando el hígado se encuentra en buen estado y sus funciones se desarrollan correctamente, manifiesta las emociones positivas a las que está ligado: la tolerancia, la paciencia, la generosidad, la alegría de vivir, la creatividad o las capacidades perceptivas y espirituales. Por el contrario, **si está afectado podemos mostrar signos de enfado, cólera, intolerancia, agresividad, irritabilidad o frustración**. Como veremos a continuación, con una alimentación correcta y unos hábitos físicos y emocionales adecuados, podemos modificar y mejorar el funcionamiento del hígado en todos los planos, tanto el físico como el emocional.

Recuerdo a un paciente sensible, estudioso y buena persona que tenía serios problemas con el control de su ira.

Cuando perdía los estribos golpeaba a su madre y destrozaba muebles y lámparas, y cuando recuperaba de nuevo el sentido y el equilibrio lloraba y se arrepentía. Había recibido tratamiento psicológico y psiquiátrico, pero la medicación o bien lo sedaba demasiado o bien le producía tantos problemas secundarios que tenía que abandonarla. Probó un cambio de dieta radical en el que mimamos escrupulosamente la nutrición y el drenaje del hígado. Al poco tiempo dejó de tener ataques de ira y pasó a mostrar un carácter afable, paciente y tolerante. Había una serie de alimentos que le provocaban esa tendencia, y excluyéndolos de su ingesta (incluyendo el exceso de sal), e incorporando alimentos que le favorecían, consiguió controlar por completo aquellos ataques de ira.

En la medicina tradicional china se considera que **el hígado es el órgano responsable de que fluya la energía de manera adecuada por nuestro organismo**: permite el flujo de energía hasta todos los rincones del cuerpo. Esta buena circulación hace que disfrutemos a nivel emocional de flexibilidad, distensión, adaptación mental y capacidad de escucha, de comprensión y de respuesta.

La ira, la irritabilidad, la agresividad o la intolerancia en todas sus expresiones, incluyendo las murmuraciones o las críticas, son primos hermanos. Todos son el resultado de una saturación o un **bloqueo energético en el hígado**: cuando la energía no puede ascender o descender de modo adecuado, **termina por «estallar»**. Esto es lo que hace que gente aparentemente apacible pueda perder en un momento dado los estribos, con resultados en ocasiones dramáticos.

Pero ¿por qué se estanca la energía en el hígado? Por una parte, por la contención emocional —personas que se exponen repetidamente a situaciones frustrantes que no les gustan—, y por otra por una alimentación inadecuada o una exposición a tóxicos medioambientales como pesticidas o algunos fármacos. También influye el exceso de luz en los ojos por el abuso de pantallas luminiscentes. Veámoslo con un poco más de detalle.

PRINCIPALES CAUSAS DEL ESTANCAMIENTO
DE LAS EMOCIONES Y LA ENERGÍA EN EL HÍGADO

- **Consumo excesivo de grasas saturadas, sal, frutos secos, lácteos y otros alimentos contractivos.** El hígado es el gran filtro del quilo (la sangre lechosa que proviene de los intestinos) antes de que entre en el torrente sanguíneo. Se satura cuando abusamos de las grasas de origen animal (queso, huevos y carnes, especialmente de pollo y de cerdo), de la sal y de otros alimentos excesivamente contractivos o secos. Tras una comida muy rica en este tipo de grasas solemos estar mucho más cansados e irritables. Por lo general, tras ingerir alimentos demasiado contractivos es fácil tender al enfado y la introversión.

- **Consumo de alcohol, azúcar o especias.** Cualquier tipo de bebida alcohólica produce un efecto explosivo sobre el carácter; hace que pasemos de la retención emocional a una reacción súbita y abrupta, a veces incluso violenta. Hay que evitar las combinaciones de alimentos muy contractivos (sabores salados, carnes, huevos, embutidos, quesos) con alimentos excesivamente expansivos (sabores picantes, alcohol, azúcar, edulcorantes químicos), pues fomentan esta tensión energética y las descargas o los bajones. El cuerpo tiende siempre a buscar un equilibrio energético, y para compensar la excesiva contracción en la dieta, que nos genera tensión, buscamos de manera inconsciente el alcohol, el azúcar y sus derivados, las frutas tropicales y las ensaladas, que son de naturaleza muy expansiva. Estas combinaciones compensatorias, al ser tan extremas, liberan de golpe la energía retenida. Por eso, cuando comemos carne y tomamos vino o cerveza solemos levantar la voz. Con las especias perseguimos lo mismo: compensar la excesiva contracción expandiendo. Al ser también de naturaleza caliente, como los destilados y cualquier tipo de bebida alcohólica, **las especias producen un efecto explosivo sobre la personalidad y el carácter, y de la retención emocional pasamos a una reacción de liberación súbita y repentina, a veces incluso explosiva y agresiva.** Este tipo de alimentación se da también en Oriente Medio, donde mezclan cordero, especias y azúcar.

- **Consumo habitual de alimentos secos, salazones, fritos y sofritos.**
- **Otros factores que tienen que ver con el entorno y la educación:**

- Vivencia repetida de contrariedades emocionales y frustraciones.
- Represión o falta de comunicación por motivos culturales.
- Residencia en zonas donde la alimentación está basada en la proteína animal, como el norte de Europa.
- Tendencia natural a reprimir las emociones, a encajar de forma constante la frustración y las contrariedades por razones culturales, sociales o familiares.

12

Dieta para evitar la ira y la irritabilidad

Hay algunos síntomas comunes a todas aquellas personas que padecen bloqueos energéticos en el hígado:

- **Incomodidad interna y emocional**, cierto freno a la hora de relacionarse o de encajar situaciones y cierta incapacidad de adaptación al medio familiar o social. Tienen ideas fijas y pierden espontaneidad. Cuando liberan la emoción contenida, lo hacen de manera más o menos agresiva o súbita. Con llanto, risa o gritos.
- **Respiración entrecortada.** La respiración no fluye, libre y profundamente, es superficial, no abdominal.
- **Frío y rigidez en el movimiento de las extremidades.** Manos y/o pies fríos —sobre todo las manos— y movimiento corporal con poca soltura y fluidez.

Hay alimentos que conducen al bloqueo hepático y otros que consiguen fluidificar la energía y que pueden revertir esta saturación. El grupo más importante de **alimentos que debemos evitar** son los de origen animal:

- Lácteos duros
- Lácteos blandos
- Huevos
- Pollo, cerdo, ternera y carnes en general
- Embutidos

Las grasas de origen animal son demasiado contractivas y tóxicas y representan un problema para la libre circulación de la energía en el hígado. Además, tienden a saturar todos los sistemas desintoxicantes y la producción de bilis en la vesícula —necesaria justamente para digerir las grasas y eliminar toxinas—, lo que nos hace más irascibles.

Es importante también **moderar el consumo de sal**, que en exceso produce inestabilidad. Lo mejor es tomar sal marina sin refinar, no añadirla en crudo al plato, sino tan sólo al cocinar, y siempre en la menor cantidad posible, la justa para realzar el sabor.

Los alimentos **picantes**, como ya hemos apuntado, pueden provocar explosiones de ira o de agresividad, pues se trata de sabores calientes, dinámicos y muy expansivos. El picante puede ser de diversos tipos: caliente, tibio, neutro, fresco y frío. Los que nos exaltan son los picantes tibios y calientes, como la pimienta de cayena, el curri, la pimienta, el ajo, la cebolla cruda o poco cocinada y el alcohol (que es un sabor «picante»).

Lo cierto es que cuando nos sentimos muy bloqueados energéticamente el picante nos relaja, pero cuando es caliente o tibio termina teniendo un efecto rebote y nos vuelve a causar enfado. Por esta razón, **para relajar la tensión** emocional y desbloquear el estancamiento lo ideal es consumir **alimentos picantes neutros o frescos**. En la siguiente tabla se recogen alimentos picantes calientes, tibios, neutros y frescos:

ALIMENTOS PICANTES Y SU ENERGÍA TERMAL			
Picantes calientes	Picantes tibios	Picantes neutros	Picantes frescos
Ajo	Anís estrellado	Albahaca	Flor de saúco
Alcohol	Canela	Azafrán	Mejorana
Anís	Comino	Cardamomo	Menta
Cayena	Cúrcuma (rizoma)	Cilantro	Nabo y colinabo
Cebolla y su	Jengibre fresco	Col blanca	Rabanito
familia vegetal	Laurel	Cúrcuma (raíz)	Rábano rusticano
Clavo	Romero	Nabo	(o wasabi)
Eneldo	Tomillo	Orégano	
Granos de		Perejil	
mostaza		Taro	
Guindilla			
Hinojo			
Jengibre seco			
Nuez moscada			
Pimienta negra			
Pimientos			
picantes			
Tabasco			

Como apuntaba en el capítulo anterior, también hay que **evitar la combinación de alimentos contractivos (sabores salados, carnes, huevos, embutidos, quesos) con expansivos (sabores picantes, alcohol, azúcar, edulcorantes químicos)**, que fomentan la tensión energética.

Por último, **desaconsejo comer margarinas** —cargadas de grasas *trans*— y **frutos secos**, que pueden sustituirse por semillas ligeramente tostadas de girasol, calabaza o sésamo, al menos hasta que mejore el bloqueo hepático.

Por otra parte, los alimentos que pueden ayudar a mejorar los bloqueos y que son beneficiosos para la salud del hígado son:

- **Cereales integrales bien cocinados.** Es importante encontrar el dulzor de forma natural en los alimentos, no a través del azúcar ni los edulcorantes. Podemos preparar, por ejemplo, cremas de avena, de quínoa o de arroz. El maíz, la cebada y el centeno son especialmente beneficiosos.
- **Frutas liofilizadas y rehidratadas**, que también nos permiten acceder al sabor dulce de forma natural y no perjudicial para nuestro hígado (sobre todo las bayas).
- **Verduras de hoja ascendente** como apio, espárrago, alcachofa o puerro.
- **Verduras de hoja verde** en general.
- **Germinados** (cocinados durante dos o tres minutos).
- **Cantidades moderadas de fruta**, en especial de **fruta roja dulce** (como la uva roja, las fresas o los arándanos) y la **manzana**. En un momento puntual en que nos sintamos muy coléricos, un zumo de manzana o de uva roja recién hecho nos puede tranquilizar con rapidez.

- **Alimentos cocinados al vapor, al wok sin tapa, escaldados sin tapa, salteados con movimiento o a la plancha. Evitar fritos y sofritos.** También son recomendables los salteados, pero con poco aceite, así como **los potajes y los caldos con verduras dulces.** Por ejemplo, el arroz integral con verduras, muy especialmente de hojas verdes, es un plato relajante que mima nuestro hígado y nuestra digestión y en consecuencia mejora nuestro humor.

Hábitos emocionales para evitar bloqueos

Como hemos visto, el bloqueo energético en el hígado tiene mucho que ver con la contención, la contrariedad o la frustración prolongadas. Soportar en silencio y de manera repetida situaciones con las que no comulgamos puede ser muy perjudicial. Pero el estilo de vida occidental nos lleva a menudo a soportar situaciones de este tipo, sobre todo laborales y familiares. Así que tenemos que replantearnos nuestro estilo de vida si queremos mejorar. Sólo así podremos enfocar los inconvenientes con perspectiva, desde los planos superiores de la conciencia (intelectual, social y espiritual) y sanar las tensiones desde lo más profundo.

¿Qué puede ayudarnos a vivir desde la serenidad y la satisfacción? Hay distintas acciones que se pueden llevar a cabo para ayudar a desbloquear la energía:

- **Evitar las situaciones de frustración emocional.** Las confrontaciones emocionales raramente sirven para algo. Los problemas emocionales deberían abordarse desde los planos superiores (intelectual, social, espiritual) para ponerlos en perspectiva y sanarlos de manera eficiente. Así, un problema emocional con la pareja puede ser abordado desde un plano más intelectual para tener una perspectiva más amplia de las razones que han generado el problema, analizando, por ejemplo, qué factores externos nos pueden estar influyendo o cuál es el estado de forma en que nos encontramos cuando tenemos las discusiones; o desde el plano social, haciendo preguntas como: «¿Qué aspectos o metas tenemos ambos en común?», «¿Compartimos una visión parecida de la vida?», «¿Nos estimulamos para ser mejores?», etc.

- **Otra recomendación, aunque pueda parecer algo trivial, es cantar.** Se trata de una expresión que libera la acumulación a nivel hepático y ayuda a liberar tensión emocional. Hay que cantar de forma lúdica, con sentimiento, aunque cantemos mal: lo importante es descargar tensión y sentirnos bien, relajados.

- **Proyectar emociones a través de la expresión artística.** También puede resultar muy útil expresar emociones a través del baile, la pintura, el teatro, etc.

- **Pasar buenos ratos con nuestros amigos y amigas.** Pasar un rato agradable divirtiéndonos con ellos por el mero hecho de hacerlo, sin ningún otro interés (y sin alcohol de por medio).

- **Tener relaciones sexuales satisfactorias.**

- **Practicar ejercicio físico moderado.** Preferentemente un ejercicio en el que se muevan los brazos, pero excluyendo la natación, que no siempre es recomendable debido a que consume mucha sangre del hígado, sobre todo el estilo crol. Chapotear en el agua puede ser interesante, pero nadar muchos metros, no. Es preferible bailar —son excelentes las sevillanas o el zumba— o practicar deportes como el baloncesto, el tenis, el pádel o el bádminton. Es importante abordar el deporte de manera lúdica y no competitiva para no generar tensión emocional. No recomiendo deportes como el ciclismo, pues requieren mucho tiempo y un nivel de concentración, introversión y sufrimiento que no ayudan a liberar la energía estancada.

• **Pasear apaciblemente, contemplar la naturaleza**, estar rodeado de árboles y follaje verde.

Por otra parte, hay que evitar:

• **Practicar la meditación en exceso.** Aunque pueda parecer un contrasentido, puesto que la meditación suele calmar el espíritu, también puede concentrar demasiado la energía. En este sentido, es mejor la experiencia contemplativa y sensorial serena, que ayuda a dispersar el exceso de contracción y estancamiento.

• **Abusar de las pantallas luminiscentes.** Los ojos y el hígado están íntimamente relacionados: si los exponemos a un exceso de luz (los ojos no están diseñados para mirar de manera fija una fuente de luz o un cuerpo luminiscente), se produce mucha sequedad en el hígado, lo que puede causar contracción y tendencia al estancamiento de la energía en este órgano.

• **Dormir poco.** Es fundamental poder dormir **al menos ocho horas diarias y llevar una vida tranquila,** lo más natural posible, hasta recuperar la condición hepática y la fluidez.

13

El hígado y su relación con la rigidez mental, física y emocional

La sequedad del hígado también se manifiesta a través de la rigidez de carácter. Me refiero a ese tipo de dificultades que encuentran muchas personas para adaptarse a su entorno social o familiar. Perdemos la facilidad de trato, la fluidez para relacionarnos con los demás, y nos recluimos en nosotros mismos. He podido comprobar en numerosas ocasiones que los pacientes que padecen este problema suelen reprimirse emocionalmente: acostumbran a ser tímidos, poco expresivos o taciturnos. Puede darse el caso de que hayan sido personas alegres y sin problemas para socializar, pero a partir del momento en el que empezaron sus problemas en el hígado su carácter se retrajo, se volvió más seco, menos expresivo y sociable.

Las dificultades para relacionarse con otras personas no son el único efecto: también se reduce la flexibilidad mental, lo que afecta a su capacidad para generar nuevas ideas, para adaptar su pensamiento a las circunstancias cambiantes. Todo ello, no hace falta decirlo, puede desencadenar crisis personales y laborales y generar más frustración, creando un círculo vicioso.

Podemos encontrar algunos ejemplos bastante claros de cómo la rigidez mental puede llegar a manifestarse a nivel físico en los movimientos corporales. Tomemos el caso de la forma tradicional de andar de las mujeres japonesas, con pasos muy cortos y las caderas pegadas. Son un claro ejemplo de bloqueo energético en la zona de las caderas y en el hígado por un exceso de represión emocional.

El bloqueo energético del hígado y la represión emocional hacen que la persona busque instintivamente un alivio de los síntomas. Así, cuando deseamos liberarnos de la rigidez mental y emocional, una de las reacciones habituales —reflejada a menudo en el cine y la televisión— es tomarse unas copas. Se trata, como hemos visto, de un recurso bumerán, que sólo quita el estancamiento de forma temporal pues calienta y seca de nuevo el hígado para volver a traer, una vez pasado su efecto, más contención y rigidez.

¿Cómo podemos recuperar el equilibrio? Sugiero lo siguiente:

- Usar **hierbas aromáticas no picantes**, como la albahaca, el azafrán o la salvia, en los platos.
- Sustituir los picantes calientes y tibios por **picantes frescos o neutros**, como el rabanito, el nabo o el wasabi.
- Integrar en la dieta los **germinados**, como los de rabanito o la alfalfa. Siempre hay que cocinarlos, pero muy poco: un golpe de calor en la sartén durante dos

o tres minutos es suficiente. Los germinados contienen sustancias que produce la planta para protegerse de los parásitos que no son adecuadas para nuestros intestinos, así que nos evitaremos dificultades de absorción si los cocinamos brevemente.

- El **verde de cebada** —dos cucharadas soperas por vaso de agua— también ayuda a nutrir el hígado y a relajarlo, y es un gran depurativo.
- También **las verduras de hoja verde** —espinaca, rúcula, canónigo, etc.— salteadas o escaldadas ligeramente en el wok pueden ayudar a relajar el hígado y a nutrir la sangre.
- **Los alimentos dulces** relajan el hígado, pero deben ser dulces de calidad. Los monosacáridos, como el azúcar, la miel y los edulcorantes químicos, acidifican y nos roban nutrientes. En cambio, la melaza de cebada o el regaliz calman la sequedad y el bloqueo hepático sin efectos nocivos. También algunas frutas, como la manzana (en zumo, en compota o al horno) y la uva roja (en zumo sobre todo).

En la siguiente tabla se ven los alimentos que relajan el hígado; están marcados con asterisco los alimentos que regeneran y calman la irritabilidad y la cólera, así como el exceso de calor en el hígado.

ALIMENTOS DULCES QUE ACTÚAN SOBRE EL HÍGADO, REGENERAN Y CALMAN (tonifican la formación de sangre y sustancia)				
Calientes	Templados	Neutros	Frescos	Fríos
Hinojo	Albaricoque	Abalón*	Apio*	Agar*
	Anguila	Azafrán	Brócoli*	Almeja*
	Anís estrellado	Centeno*	Cebada*	Cangrejo
	Cacahuete	Clorella*	Champiñón*	de río*
	Carne de	Codorniz	Ciruela*	Frambuesa*
	venado	Espelta	Conejo	Mora de
	Cereza	Estigma de	Espinaca*	árbol*
	Hígado de pollo	maíz*	Espirulina*	Nori*
	Hinojo	Hígado de buey	Estragón*	
	Lichi*	Jabalí	Hígado de oveja	
	Mejorana	Melaza de	Judía verde*	
	Melocotón	cebada*	Mora*	
	Piñón	Ostra	Níspero*	
	Pollo	Papaya	Ostra*	
	Vino	Pato	Pomelo*	
		Pescado blanco	Rábano*	
		Pichón	Shitake*	
		Semilla de	Soja*	
		girasol	Tomate*	
		Sésamo negro*	Trigo*	
		Uva*	Uva roja*	

* Alimentos que es recomendable tomar en caso de hepatitis.

ALIMENTOS DULCES QUE ACTÚAN SOBRE EL HÍGADO (tonifican la formación de sangre y sustancia)				
Calientes	Templados	Neutros	Frescos	Fríos
Mejillón	Bacalao	Abalón	Shitake*	Almeja*
	Jibión	Mejillón		Cangrejo*
	Mejillón	Ostra		Nori*
	Semilla	Pichón		
	de cebollino			

* Alimentos que es recomendable tomar en caso de hepatitis.

También marcados con asterisco los alimentos para calmar la irritabilidad y la cólera, así como el exceso de calor en el hígado.

14

El hígado y las adicciones

He tenido la oportunidad de ayudar a tratar adicciones a diferentes sustancias (como la heroína, la cocaína y otras drogas), y puedo afirmar que el cambio en la alimentación ayuda significativamente a moderar y a controlar el consumo compulsivo y la tendencia adictiva.

Cuando el hígado está recalentado y seco desde hace años y no modificamos la dieta que origina el bloqueo, crecen la represión, la rigidez emocional, el malestar y la incomodidad. El exceso de calor en el hígado sube a la zona torácica —corazón, pericardio y pulmones— y produce ansiedad. El pericardio y el corazón no toleran la sequedad, y el exceso de calor se manifiesta en forma de angustia, opresión y tendencia a alterarnos mentalmente, puesto que además el calor asciende hasta la cabeza y agita el continuo mental.

La tensión emocional constante puede producir también hipoglucemia, debido a que esa tensión hepática emocional va asociada a la contracción del páncreas, que segrega más insulina. Esto provoca la bajada de azúcar (de la glucosa) en la sangre (hipoglucemia), que se traduce en abatimiento, angustia, sensación de oscuridad interior, falta de ideas y de optimismo, cansancio, taquicardias, sudores, más crisis (asmáticas si somos asmáticos...) y otras crisis o agudizaciones.

La hipoglucemia y la tensión nos empujan continuamente a tomar algo que nos relaje, lo cual es una puerta abierta a desarrollar adicciones «placenteras». El cuerpo intenta reducir el exceso de contracción, la sequedad y la incomodidad con alimentos u otras sustancias que desbloqueen y relajen, como el alcohol, el azúcar, la fruta, las ensaladas... o las drogas. De entrada, estas sustancias liberan la tensión acumulada y desinhiben. Sin embargo, producen un efecto rebote y contraen y secan más el hígado, por lo que incrementan la tensión y perpetúan la adicción.

La buena noticia es que se puede romper este círculo vicioso con la alimentación. Para lograrlo son esenciales **los cereales integrales en grano**, pues **liberan la glucosa de manera progresiva en la sangre y mantienen sus niveles estables**. Eso sí, deben estar muy bien cocinados para que regulen la glucemia.

Para desbloquearnos o desinhibirnos podemos tomar **verduras frescas ligeramente cocinadas** (al vapor, salteadas o en wok), que son relajantes y refrescantes, pero de naturaleza no tan fría como las frutas y ensaladas, por lo que cuidan nuestro sistema digestivo. Su efecto de desinhibición es suave y más que suficiente si nuestra contracción hepática no es excesiva.

Para **relajar el hígado** se pueden beber pequeñas cantidades de **zumo de manzana o de uva**, comer **manzana en compota o al horno,** fría o a temperatura ambiente, **mermeladas de fruta** sin aditivos y **melaza de cebada**. También se pueden tomar de forma regular los llamados **verdes de cebada o de trigo** (zumo de cebada o trigo germinado en polvo). Una o dos cucharadas soperas disueltas en un vaso de agua de una a tres veces al día nos relajarán, aunque si estamos especialmente tensos podemos tomarnos los tres vasos seguidos. No restan energía, como sucede con la fruta cruda, poseen un efecto alcalinizante y refrescan, hidratan y nutren el hígado, los pulmones y el corazón al mismo tiempo. Son muy ricos en nutrientes y vitaminas y pueden ser una importante ayuda para acabar con la adicción, la irritabilidad y la tensión emocional de origen hepático.

Cuando el hígado vuelve a estar bien nutrido y dispone de suficiente cantidad de sangre y fluido, se reduce la contención emocional y somos menos reactivos ante cualquier situación que pueda molestarnos o impactarnos. Es decir, nos volvemos más tolerantes, flexibles, adaptables a nuestro entorno y capaces de enfrentarnos a situaciones adversas.

Una buena higiene emocional

Es muy importante diversificar los *inputs* sensoriales, intelectuales y afectivos para no quedarnos atrapados, obsesionados en la búsqueda de la resolución de un problema o dificultad, por muy grande que sea; es decir, para impedir que condicione nuestro bienestar y nuestro estado psicoemocional y que acabemos sufriendo, estresándonos y somatizando el problema. Por eso, una buena higiene emocional requiere variedad en los estímulos sensoriales, emocionales e intelectuales (en el ejercicio, la alimentación, las relaciones, etc.). **La diversidad nos ayuda a relativizar, a desbloquear la energía y a liberarnos.**

15

Emociones relacionadas con el corazón

Desde el punto de vista fisiológico, sabemos que el corazón regula el flujo de sangre del cuerpo por los vasos sanguíneos. Pero desde el punto de vista de la medicina tradicional china cumple con muchas otras funciones. La alegría, la lucidez, la intuición, la claridad, la creatividad, la espiritualidad, el entusiasmo o la sinceridad son algunos de los aspectos positivos relacionados con un corazón equilibrado. En el lado opuesto, cuando se produce un desequilibrio aparecen la soberbia, la inconsciencia, el orgullo, la falta de visión, la arrogancia, la crueldad, la superficialidad y la impaciencia.

Como hemos visto, cuando vivimos una situación de frustración emocional o de contrariedad el primer filtro que tenemos a nivel corporal es el hígado. El hígado bloquea la emoción no deseada, impidiendo que siga el flujo normal, que sería el trasvase de energía hacia el pericardio y hacia el corazón, el centro emocional por excelencia, el centro de nuestra conciencia. Este primer filtro concentra la emoción reprimida, que impide el buen funcionamiento del músculo diafragmático, de la respiración y de la ascensión de la energía por el cuerpo. **Cuando la emoción frustrada y doliente es de tipo amoroso y el conflicto alcanza un nivel emocional profundo de desencanto, frustración y dolor, la somatización puede llegar hasta el pericardio.** Es cuando escuchamos frases como «**Me rompió el corazón**» o «**Me hirió en lo más profundo del corazón**».

El pericardio es una membrana que rodea el corazón, conectada con el diafragma y muy influida por el movimiento diafragmático y por la impresión emocional; muchos golpes emocionales profundos se viven tanto en el hígado-diafragma como en el pericardio, dependiendo de la sensibilidad de cada uno.

Cuando el pericardio se tensa y el bloqueo perdura, podemos encontrar dolencias a nivel digestivo, como hernia de hiato, problemas de asma, migrañas, vértigos, acúfenos, malestar en la zona cardíaca, etc. No obstante, cuando hablamos de una afectación pericárdica muy profunda, las somatizaciones más habituales son las que tienen que ver con algo impactante, algo que «rompe el corazón» a la persona.

Este dolor contrae las fibras del pericardio externo y tensa los ligamentos de inserción y de fijación a las estructuras vitales (arterias, nervios, grandes vasos, esternón, diafragma). También podemos encontrarnos con somatizaciones que afectan a las membranas internas del pericardio (con derrame pericárdico o pericarditis). Esto tiene que ver con un dolor que atenta contra nuestro sentimiento más profundo, contra nuestro corazón (un desengaño amoroso o similar).

En general, cuando nos encontramos ante un conflicto o un problema estresante que se alarga en el tiempo, el organismo entra en **simpaticotonía** (estrés y vasoconstricción), y los tejidos afectados permanecen en situación de pobre suministro sanguíneo y/o apenas se regeneran. Al resolver la situación, el organismo puede pasar de forma rápida a una fase de **vagotonía**, es decir, de recuperación y regeneración, tanto general como del órgano. Se pasa de una fase fría a una fase caliente y en esta fase caliente puede haber inflamación, edema, exudación o dolor. Por eso, **a veces es preferible no solucionar conflictos emocionales enquistados de larga duración**, ya que pueden derivar en síntomas agudos a nivel físico y dar lugar a un problema mucho más importante que el pequeño estrés o sinsabor al que la persona ya estaba acostumbrada.

AYUDAS FRENTE AL DOLOR EMOCIONAL PROFUNDO

El temor profundo a recibir un daño físico en el corazón (una operación cardíaca inminente, un infarto o incluso estrés por los problemas cardíacos de algún ser muy querido) también podría producir somatización en el pericardio, que como hemos dicho es la membrana que lo protege. Aquí la alimentación equilibrada también hace maravillas. A continuación enumero algunos consejos en la línea de lo que hemos visto hasta ahora:

- **Evitar el exceso de fruta, dulces y alcohol**, que nos vuelven hiperemocionales y aumentan el riesgo de que sobredimensionemos la situación o el problema.

- Apostar por una dieta basada en **cereales en grano integrales** como el trigo sarraceno, la quínoa roja, el arroz integral y el arroz rojo integral sobre todo, las legumbres (como la lenteja roja o el azuki) y las semillas ligeramente saladas o el gomasio (mezcla de sal y semillas de sésamo). Proporcionan más energía, visión e independencia.

- Las **cremas de cereales integrales**, en pequeñas cantidades, relajan y aportan sabor dulce natural sin restarle energía al organismo (en especial por la mañana).

- Si se está débil físicamente, comer pequeñas cantidades de **pescado salvaje** de tamaño y boca pequeños, sobre todo blanco, aunque también puede ser azul, como el salmón salvaje de Alaska y los boquerones y las sardinas oceánicos.

- Introducir la **proteína vegetal** (tofu, seitán, tempeh) en sustitución de carnes, huevos, embutidos, cerdo o lácteos. Ayudan a que la energía fluya y el estancamiento sea menor.

- Introducir **pequeñas cantidades de hierbas aromáticas y germinados ligeramente cocinados**, que pueden ser útiles para ayudarnos a disolver y aflojar la tensión emocional: por ejemplo, albahaca, azafrán, menta, salvia, etc.

- Comer **pequeñas cantidades de fruta roja o fruta roja seca dulce**, como fresas, arándanos, uvas pasas, frambuesas y orejones, puesto que ayudan a calmar la ansiedad.

- También relajan la ansiedad dos cucharadas soperas de verde de cebada germinada en un vaso de agua (Green Magma® por ejemplo).
- Practicar **ejercicio físico moderado**, que aumenta el flujo energético en el cuerpo. Al fluir la energía, tendremos más facilidad para relativizar las cosas.

En busca de la unidad amorosa

Los humanos buscamos inconscientemente la unidad. Forma parte de nuestro impulso evolutivo. Buscamos sentirnos completos y experimentar la evolución de nuestra conciencia. Por eso, **las pérdidas amorosas se llevan mal. Pero tenemos que tomárnoslas como un revulsivo,** espolearnos con el dolor y que se conviertan en una ayuda para encontrar esa unidad estimulante; más aún, completa y atractiva.

Sufrir una pérdida afectiva tal vez signifique que no hemos proyectado nuestra conciencia y nuestras emociones de una forma lo bastante variada e inteligente. Es posible que hayamos proyectado con más apego del necesario nuestras aspiraciones hacia una sola persona, lo que suele ser causa de sufrimiento. **Una relación construida desde la fluidez y el desapego permite una gama de sensaciones, sentimientos y vivencias mucho más amplia y satisfactoria,** que hace que nuestra vida emocional, amorosa y relacional pueda ser más rica y variada.

16

El exceso de calor en el corazón y la ansiedad

La ansiedad suele ser una manifestación de exceso de calor en la zona precordial, pero también puede ser indicativa de un estado de estrés psicológico constante que corremos el riesgo de somatizar. Así, no toda la ansiedad es mala: de hecho, ante una situación preocupante es natural cierto grado de ansiedad para que reaccionemos manteniéndonos alerta, con los sentidos puestos en intentar solucionar el problema. Podemos considerar este tipo de ansiedad como un «pequeño regalo», ya que nos permite enfocarnos bien para encontrar vías de solución al problema. Es útil siempre que no sea excesiva y no paralice.

La ansiedad se reconoce por síntomas como la taquicardia o la sensación de calor o presión en el esternón y la zona pericárdica, el incremento del ritmo respiratorio y un aumento del flujo sanguíneo cerebral y cardíaco. El flujo sanguíneo se retira de la piel y de la zona del cuerpo susceptible de somatizar. Podemos tener las manos frías. Si es continuado, también podemos sufrir pérdida de apetito y de peso, pensamiento obsesivo, dificultad para dormir y sensación de incomodidad o de malestar emocional, así como falta de paz interior, especialmente cuando se piensa en el tema del conflicto o el problema insoluble. Más adelante hablaremos de este tipo de situaciones.

La ansiedad es producto del desequilibrio orgánico entre la parte superior e inferior del cuerpo y del desajuste entre los distintos órganos. Es habitual que atribuyamos la ansiedad a causas secundarias de nuestro entorno como la presión en el trabajo, la falta de comprensión o de bonanza en la relación afectiva, o la insatisfacción con algún aspecto de nuestra vida. Pero la razón real se encuentra en el flujo energético del cuerpo: la zona cardíaca está demasiado caliente. **El exceso de calor en el corazón, que se vive como una sensación de opresión, de acaloramiento o de angustia, puede en situaciones extremas derivar en una crisis de ansiedad, producida por un exceso de energía y calor en la zona pericardial y en la parte superior del plexo solar.**

Hoy en día se recetan benzodiacepinas y otros fármacos para combatir esta alteración de la salud, pese a que bajan el nivel de energía general en el corazón y en todo el organismo. Si bien estos medicamentos aplacan la ansiedad, también suelen tener efectos secundarios dado que enfrían y sedan la energía. Si queremos curar esta afección de raíz, además de aplacarla tenemos que abordar sus posibles causas energéticas:

1. **Las prisas.** Si vivimos con prisas, corriendo de un lado para otro, tanto en el trabajo como cuando estamos en casa, o si tenemos una sensación constante de premura, en-

tonces el corazón tiende a calentarse, vamos «acelerados» y el exceso, la tensión de la prisa, asciende a la zona torácica. Hay que intentar liberar la agenda y dejar más espacios para poder vivir cada momento con plenitud, con tranquilidad, intensamente pero sin urgencia. La prisa produce estrés y un exceso de emisión de cortisol por el cuerpo, que hace que el cerebro se bloquee y que el rendimiento cerebral sea menor.

2. El trabajo o el ejercicio en exceso. En la actualidad están muy de moda los deportes extenuantes y de larga duración. Esto perjudica al cuerpo, va en contra de su naturaleza, ya que agota los fluidos y la sustancia básica corporal y la esencia debido al sobreesfuerzo.

Además, se recalienta la zona de los pulmones y la cardíaca porque el esfuerzo aumenta la temperatura corporal. Si no reponemos los nutrientes adecuados, y dado que el calor tiende a subir, es fácil que se acabe produciendo un exceso de calor en el corazón y nos pueda provocar ansiedad y dificultades progresivas para dormir, o bien sueño más inquieto al principio y luego, progresivamente, más ansiedad o angustia.

Este problema de exceso de calor en el corazón variará en función de la fortaleza de la persona y de la edad. Cuanto mayor es la persona, más rápido se calienta la zona, y cuanto más largo y extenuante sea el esfuerzo, mayor será la deficiencia de fluidos y de sustancia básica en el organismo: lo uno causa lo otro. Moderar el esfuerzo físico es una buena idea en todos los casos, pero lo es mucho más si padecemos de ansiedad.

Lo cierto es que muchas veces, cuando nos sentimos angustiados, el deporte mitiga la angustia de forma temporal, puesto que ayuda a descargar este exceso de energía en la zona superior. No obstante, cuando el organismo se recalienta, perpetuamos la condición. A la larga, la disminución de fluidos y de sustancia básica corporal promoverán la ansiedad y que el sueño sea cada vez más ligero.

El ejercicio físico se tiene que practicar de acuerdo con la edad y la fortaleza constitucional de cada uno. Es esencial vigilar que el descanso y la reposición de fluidos, proteínas, carbohidratos y otros nutrientes sean adecuados para que el cuerpo se reponga correctamente y evitar así el exceso de calor, y el desgaste biológico y constitucional.

3. La exposición a pantallas luminiscentes. Como hemos visto cuando hablábamos del hígado, las pantallas no son buenas aliadas de la salud. El uso generalizado de ordenadores, tabletas, móviles o *smartphones* a diario durante horas suele ser otra causa muy común de ansiedad. En la naturaleza no existen cuerpos luminiscentes a los que podamos mirar directamente, por lo que podemos afirmar que la pantalla es contranatural, va en contra de nuestra programación biológica. Si fijásemos la mirada en el sol nos quedaríamos ciegos, y si mirásemos durante largo tiempo la luna o una fogata se producirían también distorsiones y problemas serios.

Nuestros ojos, que son bolas de agua, de líquido, están preparados para absorber cierto grado de luz reflejada, pero no para estar recibiendo de manera constante la emisión luminosa directamente sobre las pupilas. Esta luz consume los fluidos internos del ojo (el fuego consume el agua) y el desgaste de los ojos, la sangre del hígado. Esta disminución de los fluidos corporales hace que el hígado se recaliente, dado que es un órgano muy activo metabólicamente y que requiere de mucha sangre en su interior para no aumentar demasiado su temperatura. **El exceso de calor hepático produce un efecto de «parrilla», calentando la zona superior del cuerpo, en especial el pericardio, el corazón y los pulmones, y por lo tanto provoca ansiedad.**

No estamos hablando del efecto nocivo de los rayos ultravioleta y violeta sobre la retina, que la mayoría de las tabletas y las pantallas de ordenador emiten, sino del exceso de intensidad lumínica de la pantalla, que golpea el ojo. Las personas que trabajan todo el día con estos aparatos y sienten cada vez más ansiedad, a menudo intentan compensarlo con el consumo de alimentos dulces, lácteos, frutas y zumos. Con ellos tratan de calmar la sequedad y el calor del corazón, del hígado y del pulmón (y también a veces del estómago), ya que el sabor dulce natural hidrata, y la fruta y la ensalada refrescan. Esta manera de compensarlo es poco efectiva, pues disminuye la fuerza digestiva, la capacidad para absorber nutrientes es más baja y, en consecuencia, la producción de sangre se vuelve más débil y no es capaz de nutrir suficientemente los órganos. Entran así en un círculo vicioso que conlleva cada vez más ansiedad y más consumo de dulces, lácteos, fruta y ensaladas, haciendo necesaria al final la medicación ansiolítica.

Para disminuir el impacto lumínico en los ojos, reco-

miendo el uso de pantallas en modo blanco sobre negro, de manera que la emisión de luz sea la mínima posible, y si no es posible, el uso de gafas de sol, con preferencia verdes y no demasiado oscuras, para que permitan distinguir bien pero que filtren la intensidad luminosa.

4. Alteraciones emocionales, corazón inquieto. Los problemas emocionales abordan el corazón y también pueden aumentar la temperatura de la zona cardíaca, así que conviene rodearse de un ambiente familiar, laboral y social que sea lo más tranquilo posible para evitar las sensaciones emocionalmente intensas o conflictivas. El exceso de calor en el corazón aún nos alterará más, y a su vez la emoción subirá la temperatura en el corazón. Así que es importante mantener cierta sobriedad en nuestra vida emocional.

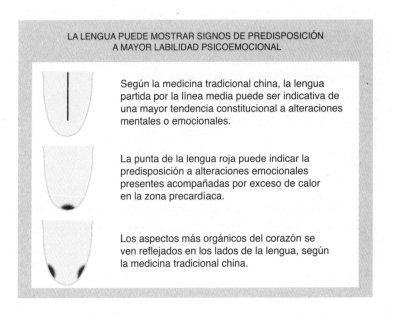

LA LENGUA PUEDE MOSTRAR SIGNOS DE PREDISPOSICIÓN A MAYOR LABILIDAD PSICOEMOCIONAL

Según la medicina tradicional china, la lengua partida por la línea media puede ser indicativa de una mayor tendencia constitucional a alteraciones mentales o emocionales.

La punta de la lengua roja puede indicar la predisposición a alteraciones emocionales presentes acompañadas por exceso de calor en la zona precardíaca.

Los aspectos más orgánicos del corazón se ven reflejados en los lados de la lengua, según la medicina tradicional china.

Cuando las emociones son tranquilas puede aparecer el equilibrio psicofísico; cuando las emociones son demasiado intensas no hay paz ni armonía. También, cuando por medios naturales se refresca el corazón (como veremos a continuación), la tendencia a alterarse emocionalmente es mucho menor.

Cuanto más completa sea la nutrición y mejor el aporte de ácidos grasos esenciales, fosfolípidos, vitaminas y otros nutrientes básicos para el organismo, más eficiente resulta la reposición y la regeneración cerebral y más versátiles son los recursos cognitivos del cerebro.

Sobre la ansiedad

Una situación preocupante, que es importante, somatizable, puede llevarnos a un estado de ansiedad. Es normal. Entonces, es comprensible entender que la ansiedad procederá de la necesidad de encontrar una solución a dicha situación preocupante.

Desde esta perspectiva, podemos decir que se trata de una angustia positiva, pues nos empuja a resolver el problema lo antes posible. En este caso, **la ansiedad hace que nos ocupemos, nos centremos y nos dediquemos a buscar con ahínco la solución y a resolverlo. Tras resolverlo, e incluso durante el proceso, la ansiedad disminuye y desaparece del todo con la solución.**

La ansiedad generada por un conflicto que nos importa y que no podemos solucionar en un principio mejora si vislumbramos una salida del túnel, aunque no esté del todo resuelto. Por eso, lo primordial es encontrar una manera de resolverlo, si es necesario **buscando el apoyo de especialistas** o de buenos amigos.

Un tema muy distinto es **la ansiedad fisiológica** asociada a un estado de estrés crónico o generado por un exceso de calor en la parte superior del cuerpo, de la que **hemos hablado profusamente en este capítulo**, y que es fácil de corregir adoptando unos hábitos de vida y una alimentación que no recaliente demasiado la zona torácica de nuestro cuerpo.

A menudo estas situaciones de ansiedad son tratadas con tranquilizantes o fármacos antidepresivos, que rebajan el grado de ansiedad cuando no es muy alta. Pero es fundamental tener en cuenta el sentido, la intención movilizadora, para resolver la problemática que subyace en la persona, y conviene valorar muy bien si un exceso de sedación adormecerá la capacidad de lucha y, a medio plazo, también los recursos mentales. De esta manera, el problema se cronifica en el continuo mental y emocional de la persona, y a la larga podría somatizarlo o vivir con la incomodidad emocional provocada por esos problemas importantes no resueltos, con las consecuencias que sobre nuestra salud psicoemocional pueda tener.

Por eso hay que saber interpretar la ansiedad, una gran aliada para ayudarnos a resolver de una forma eficiente y rápida el conflicto, siempre y cuando esta ansiedad esté dentro de unos límites y podamos manejarla y eliminarla con la gestión adecuada de nuestras vidas.

17

Alimentos que reducen o aumentan la ansiedad

ALIMENTOS QUE CALIENTAN EL CORAZÓN Y AUMENTAN
LA ANSIEDAD

Si calentamos el corazón a través de la alimentación es muy probable que acabemos sintiendo ansiedad. Para que esto no suceda, tenemos que estar atentos a los siguientes **alimentos que aumentan la ansiedad**:

- **Picantes calientes:** especias (pimienta de cayena, curri, chili); alcohol, en especial los destilados, pero también el vino; ajo, cebolla cruda o poco cocinada; y café (es amargo y tibio, con atracción hacia el corazón).
- **Pollo, carnes en general y fritos.**
- **Azúcar, miel y edulcorantes químicos como el aspartamo**, que genera ansiedad porque promueve la ingesta compulsiva de dulce y puede ser neurotóxico. No debería ser consumido por niños.
- **Frutas, dulces, alcohol o líquidos.** En exceso, exacerban las emociones y no son buenos aliados para relativizar los problemas.

- **Teína y colas:** también pueden aumentar la ansiedad por sus efectos estimulantes. Lo mismo sucede con el **chocolate**.
- **Alimentos muy secos o salados:** como vengo repitiendo, es mejor verter la sal marina en la cocción que sobre la comida. Tampoco debe añadirse tamari (salsa de soja) en crudo sobre el cereal, porque puede incrementar la ansiedad. El exceso de sal y/o la sal cruda pueden producir hipoglicemia, que puede causar ansiedad e induce a comer más compulsivamente; también no tanto por la creación de calor directo en el corazón, como por la contracción causada por el exceso de sal, en el plexo cardíaco y solar, que luego se convertirá en calor.

ALIMENTOS QUE CALMAN EL CORAZÓN Y REDUCEN
LA ANSIEDAD

Por otra parte, **hay alimentos que calman el corazón, reducen la ansiedad, nos alegran y promueven una afectividad saludable**.

- Los **cereales**: trigo sarraceno, quínoa roja, arroz rojo, espelta, avena, arroz integral, etc. También en cremas y combinados con legumbres a diario, sazonados con aceite de sésamo, de oliva arbequina o de cáñamo.
- La **pasta de trigo** también contribuye a aliviar el co-

razón, así como el **centeno** en sus diversas maneras de presentación. Este último no sólo rebaja el calor del corazón, también alivia el exceso de grasa o «toxinas», por ejemplo en las coronarias, lo que lo hace excelente para limpiar las arterias. Aconsejo, para una mejor digestión, consumir el pan de centeno estilo alemán, fermentado con levadura madre y servido ligeramente al vapor. Puede, por ejemplo, añadirse tomate y aceite de arbequina o cáñamo y unas láminas de tofu a la plancha encima.

- **Verduras de temporada:** lechuga iceberg, alcachofa, espárrago, achicoria, apio, borraja, diente de león o brócoli, que regeneran y refrescan el hígado y contribuyen a calmar el corazón, así como todas las hortalizas que no sean picantes, calientes o tibias (ajo, cebolla...).
- **Semillas ligeramente saladas**, como el gomasio (mezcla de sésamo tostado y sal marina).
- **Salmón salvaje de Alaska** u otro **pescado salvaje de tamaño y boca pequeños**; mejor blanco.
- **Buenas fuentes de proteína vegetal:** tofu, seitán o tempeh, en pequeñas porciones; azuki, soja verde, amaranto (yema de huevo).
- **Hierbas aromáticas y germinados** que disuelvan el calor y los bloqueos emocionales.
- Para conseguir el dulzor natural que nos relaje sin perder carga energética, podemos consumir pequeñas cantidades, o en infusión, de **fruta roja** o fruta roja seca: fresas, arándanos, uvas pasas, frambuesas y

orejones, pero con cuidado, porque tanto pasas como orejones son tibios. El **membrillo** cocinado sin azúcar, con concentrado de manzana o con estevia, también tiene un efecto ansiolítico. Asimismo la sandía, el dátil chino y el melón de carne anaranjada, el zumo de uva roja o el caqui.

- Las **mermeladas de frutos rojos**, especialmente de fresón, preparadas con zumo de uva roja y/o zumo de manzana, sin azúcar ni fructosa añadidos.

- **El verde de cebada y el verde de trigo** (en polvo, dos cucharadas soperas por vaso de agua) son ansiolíticos excelentes. Si se toman suficientes vasos al día y se realizan los cambios alimentarios y de estilo de vida mencionados, reducen la ansiedad. Cuando **tengamos ganas de tomar fruta, dulce o azúcar**, podemos beber entre uno y tres vasos de verde de cebada. Es un alimento muy nutritivo, vitamínico, alcalinizante, muy rico en enzimas. Desintoxica el hígado y aplaca el calor tóxico en el corazón y en el hígado. Hay marcas en España, como Green Magma®, de buena calidad, ecológicas y seguras.

- El **espino blanco** en extracto, el **lúpulo**, la **valeriana** o la **melisa**.

- La **melaza de cebada o de quínoa** también tiene este efecto nutritivo y relajante sobre el corazón, igual que **el regaliz** en forma de bebida, que además puede ayudar a aportar nutrientes y fluidos al corazón.

- El **tomate ecológico dulce**, aunque no influye directamente sobre el corazón, refresca la sangre y puede ayudar indirectamente a refrescar el hígado y el corazón. También **la remolacha**, por su efecto refrescante y purificador sobre la sangre, aunque debe consumirse con moderación y cocinada al menos durante dos horas para no debilitar el sistema digestivo.

- También pueden ser de gran ayuda el **aceite de onagra** (de 3 a 6 gramos al día) y el **aceite de germen de trigo ecológicos**, procurando que estén perfectamente conservados y no estén rancios, así como la **lecitina de soja no transgénica** (1 o 2 cucharadas de té al día).

Nos conviene, cuando hay ansiedad, **comer cinco veces al día**, y así conseguir una absorción de nutrientes continuada, dejando siempre un descanso mínimo de dos horas entre comida y comida para que el sistema digestivo no se canse.

En nuestra dieta debemos dar prioridad a los alimentos neutros y frescos que potencien la digestión para que haya una buena absorción de nutrientes y se pueda reponer la deficiencia de fluidos en el corazón, y que al mismo tiempo lo refresquen.

En la siguiente tabla pueden verse los alimentos que contribuyen a aumentar o a reducir la ansiedad, según sea su trofismo al corazón o al hígado.

Efecto sobre	CORAZÓN Aumentan la ansiedad	CORAZÓN Calman la ansiedad	HÍGADO Aumentan la ansiedad	HÍGADO Calman la ansiedad

Calientes	Ajo crudo
	Alcohol
	Cayena
	Cebolla cruda o
	  poco cocinada
	Cebollino
	Chili
	Curri
	Fritos
	Pimentón
	Pimentón dulce
	Pollo y la mayoría
	  de los cárnicos
			Ajo crudo
			Alcohol
			Cayena
			Cebolla cruda
			Chili
			Fritos
			Hinojo
			Jengibre
			Mejillón
			Pimentón
			Pimienta	

Tibios	Café Mejillón	Mijo	(Anís estrellado) (Cacahuete) (Chirivía) (Lichi) (Melocotón) Albaricoque Anguila Carne de venado Cereza Hígado de pollo Hinojo Mejorana Piñón Pollo Vino	Melaza de cebada Sepia
Neutros	Sal	Arroz rojo Azuki Dátil chino Regaliz Uva roja	Azuki	Espelta Estigma de maíz Papaya Uva roja
Frescos		Achicoria Alcachofa Amaranto Azafrán		Achicoria Alcachofa Apio Azafrán

Los alimentos que aparecen entre paréntesis tienen un efecto más leve o una acción más débil.

Efecto sobre	CORAZÓN Aumentan la ansiedad	CORAZÓN Calman la ansiedad	HÍGADO Aumentan la ansiedad	HÍGADO Calman la ansiedad
Frescos		Centeno Col lombarda Coles de Bruselas Espelta Espinaca Frambuesa Lechuga iceberg (Lentejas) Manzana (Nabo) (Rabanito) (Remolacha) Sandía Soja verde Tofu (Tomate) Trigo Uva roja Verde de cebada germinada		Borraja Brócoli Cangrejo Cebada Centeno Cerveza de trigo Champiñón Chucrut Ciruela Diente de león Endivia Espinaca Espirulina Estragón Germinados Judía verde Lima Limón (Manzana) Menta Mora Níspero Ostra (Pera) *Pickles* Pomelo Rábano Shitake Soja Soja verde Tomate Trigo Uva roja Verde de cebada germinada Verde de trigo germinado

Efecto sobre	CORAZÓN Aumentan la ansiedad	CORAZÓN Calman la ansiedad	HÍGADO Aumentan la ansiedad	HÍGADO Calman la ansiedad
Fríos		Espárrago Sandía		(Almeja) Cangrejo de río (Frambuesa) (Manzana) Mora de árbol (Nori)

También podemos remediar o controlar la somatización en el pericardio con **masajes osteopáticos pericárdicos,** o bien practicando una **respiración abdominal profunda.** Una buena pauta sería parar tres veces al día y hacer diez respiraciones profundas intentando llenar la zona baja del vientre y **espirar hacia abajo** de forma prolongada.

El ejercicio moderado también es excelente: basta con caminar o practicar algún deporte que obligue al diafragma a funcionar y a relajarse y a respirar con fluidez. Al fluir la energía, tendremos más facilidad para relativizar los problemas. **Priorizaremos las actividades físicas que dirijan la energía hacia la zona baja del cuerpo,** como **chi kung —que potencia la zona abdominal—, yoga —advirtiendo al profesor de esta intención— o andar,** que desplaza el centro de gravedad a la parte inferior. Es mejor que evitemos algunos tipos de yoga como el kundalini u otras actividades de energía ascendente, así como el exceso de ejercicio físico intenso.

Por último, también hay que procurar tener un **sueño reparador** e irnos a dormir temprano. Trasnochar implica que consumamos fluidos, lo que hace que se retroalimente la ansiedad, y un estado de ansiedad prolongado puede derivar en insomnio.

18

Cómo «alimentar» un buen sueño

Otra causa muy frecuente de ansiedad es el insomnio. Para los adultos, **como pauta general es recomendable dormir entre siete y ocho horas y media; las mujeres embarazadas, las lactantes, los deportistas y los niños deben dormir más**. Si no descansamos lo suficiente, no regeneramos tejidos ni reponemos fluidos en el organismo, lo que puede provocar un recalentamiento general del sistema corporal. El calor tiende a subir y se acumula en la zona pericárdica, el cuello y la cabeza. Y cuando es excesivo, como hemos visto, nos produce ansiedad. Si se asocia con mayor sequedad y deficiencia de fluidos en el corazón, los síntomas de ansiedad son mayores y pueden desembocar en **crisis de pánico, palpitaciones o taquicardias**.

La ansiedad por exceso de calor en el corazón es también un prolegómeno del insomnio. Es decir, ansiedad e insomnio se retroalimentan. Por eso, puede sonar contradictorio decir que una manera de mejorar la ansiedad es dormir bien cuando la misma ansiedad nos lo impide. En cualquier caso, tratando la ansiedad mejora el sueño, y al mejorar el sueño baja la ansiedad.

El exceso de calor en el corazón puede producir también una tendencia a dormir más superficialmente o a tener **pesadillas**. No sólo por ese exceso de calor en el corazón, sino también por el calor tóxico en el corazón, que aparece a causa de las toxinas de origen animal en la dieta que alteran el flujo energético armonioso en el sueño.

Podemos dormir con ansiedad sólo cuando estamos más cansados de la cuenta. Pero a larga, si el desgaste de fluidos crece, dormiremos poco y el insomnio acabará con el descanso esencial.

CAUSAS DEL INSOMNIO

Pueden ser de diferentes tipos:

1. Por **estancamiento de energía** (compresión emocional) en el hígado por estrés emocional o pérdida de sangre o fluidos en el hígado.

2. Por un consumo habitual **excesivo de alimentos amargos y picantes, sobre todo calientes**, como ajo, cebolla, especias, alcohol, café o alimentos excesivamente salados, que pueden disminuir demasiado los fluidos en el hígado y bloquear así la absorción de la energía en este órgano durante el sueño, obstaculizando el flujo energético hacia el sueño profundo.

3. Por un **exceso de calor en el estómago** debido a causas dietéticas similares a las anteriores (además de exceso de sal, pollo, cárnicos y fritos) o por estrés emocional, preocupación y exceso de reflexión.

4. Por **indigestión**, que calienta y bloquea. El estancamiento produce un exceso de calor en el estómago y dificultad para que se recoja la energía hacia el hígado, puesto que la energía se focaliza en digerir.

Sabiendo a qué hora sufrimos insomnio, podemos determinar qué órganos están implicados y qué tipo de alimentos o tratamientos podemos aplicar de forma más adecuada. Por ejemplo, cuando la persona se despierta a las 3.00 de la mañana hora solar —y no descansa de las 3.00 a las 5.00 horas—, sabemos que hay un exceso de calor en el pulmón, por lo que tomaremos alimentos que lo nutren, lo relajan y lo sedan (por ejemplo, raíz de apio, coliflor, tofu, arroz integral, peras, almendras, etc.), y evitaremos los que lo calientan (por ejemplo, pimienta, ajo, tomillo, alcohol, etc.).

En el esquema de las páginas siguientes se ven las causas energéticas más frecuentes de insomnio y sus remedios naturales.

SOLUCIONES AL INSOMNIO POR EXCESO DE CALOR EN EL CORAZÓN

Para recuperar la estabilidad emocional, procurando al corazón una buena condición y temperatura y favoreciendo así el sueño, debemos volver a la dieta:

- Hay que **evitar alimentos calientes y tibios** como el ajo, la cebolla cruda, las especias picantes (pimientas, cayena, curri, pimentón), el alcohol, las carnes

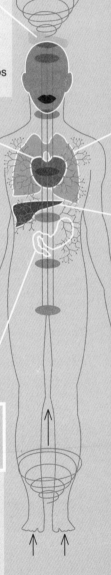

EXCESO DE CALOR EN LA **CABEZA**

Por hiperactividad cerebral-visual
Por inflamación crónica de fondo, por ejemplo por tratamientos con materiales dentales.

Calma la cabeza:

- Evitar pantallas (PC, móviles...)
- Melatonina, frescor en la cabeza
- Sacar materiales dentales implicados
- Eliminar inflamación y exceso de calor en otros órganos
- Eliminar metales pesados y tóxicos ambientales

EXCESO DE CALOR EN EL **CORAZÓN**
Dificultad para conciliar el sueño

Por estrés emocional, dietas especiadas, alcohol, café, golpe de calor, culpabilidad, preocupación, exceso de ejercicio físico, tristeza, sufrimiento (agitación emocional).

Calma el corazón:

- Verde de cebada o trigo
- Extracto de espino blanco
- Uva roja y su zumo
- Frutas rojas dulces, sandía
- Espárrago
- Aceite de onagra
- Espelta, arroz rojo
- Azuki, soja verde, amaranto
- Vitamina B12, valeriana, pasiflora

EXCESO DE CALOR EN EL **ESTÓMAGO**

Por exceso de preocupaciones, dieta (picantes, ajo, fritos, pollo, alcohol, café), comer poco, indigestión...

Calma el estómago:

- Verde cebada o trigo
- Sandía
- Melatonina
- Tofu
- Cebada
- Hortalizas verdes y blancas (coliflor, apio, col...)
- Avena, pasta de trigo, manzana

CAUSAS ENERGÉTICAS FRECUENTES DE INSOMNIO Y SUS REMEDIOS NATURALES

EXCESO DE CALOR EN EL **PULMÓN**
Insomnio de 3.00 a 6.00 horas

Por estrés y compresión emocional, emotividad contenida, alimentos especiados, fritos, cárnicos, alcohol, café, exceso de tomillo, pimienta, especias, exceso de habla o ejercicio físico.

Calma el pulmón:

- Verde de cebada o trigo
- Melaza de arroz o cebada
- Aceite de onagra
- Lecitina de soja
- Pera
- Menta
- Tofu
- Col blanca
- Infusión de manzanilla
- Espárrago
- Alcachofa
- Regaliz
- Leche de arroz
- Hisopo, llantén, lotus
- Rábano
- Almendra

CONTRACCIÓN Y ESTANCAMIENTO EMOCIONAL EN EL **HÍGADO**
Insomnio de 23.00 a 3.00 horas

Por enfado o frustración contenidos, por uso excesivo de pantallas luminiscentes, por pérdida de sangre o por deficiente digestión o nutrición prolongadas.

Calma el hígado:

Si es por **enfado, preocupación** o **frustración**
- Verde de cebada o trigo
- Bai Shao «peonía alba»
- Zumo de uva roja
- Albahaca, cilantro
- Melaza de cebada

Si es por el **uso excesivo de pantallas**
- Aceite de onagra
- Verde de cebada o trigo
- Bayas rojas dulces

Si es por **pérdida de sangre**
- Tratar la causa de la pérdida y la anemia (tomar espirulina, pescado, salmón salvaje, cerezas rojas, arroz rojo, quinoa y lentejas, entre otros)

(en especial el pollo: es caliente y seco), los fritos y los alimentos muy salados, que contraen y entorpecen el fluido energético. De hecho, los alimentos de origen animal enfatizan la sensación de ansiedad, en especial aquellos que han sido sacrificados de forma violenta. Cuando ingerimos esa carne, se nos traslada esa sensación de inseguridad proveniente de las hormonas del pánico y del estrés liberadas en la carne del animal. Si comemos carne regularmente, nuestra constitución tiene mayor tendencia a la sequedad y al calor, y tenemos más números para sentir ansiedad. Las carnes más calientes, como la de cordero o la de pollo, cocinadas con ajo, especias y acompañadas de alcohol y de sal, pueden aumentarnos la ansiedad y la tensión, y la propensión al insomnio.

- **Las drogas, los azúcares y otros edulcorantes químicos** alteran nuestro bienestar emocional y la fuerza digestiva, y hacen más difícil refrescar el corazón debido a la deficiencia de sangre que produce la alteración del proceso digestivo. El café, amargo y caliente, consume los fluidos del corazón y lo calienta.
- Como hemos visto ya, la exposición continuada a **pantallas** recalienta el hígado, porque consume fluidos y sangre de este órgano. Este exceso de calor en el hígado genera sequedad y exceso de calor en el corazón y en los pulmones y va, poco a poco, mermando la reserva de sangre y de fluidos hepáticos. Como resultado de ello, la persona se vuelve más **irritable e intolerante**, más **nerviosa y agitada**, y cuando el calor

ya afecta al corazón puede padecer **ansiedad, crisis de angustia, insomnio o sensación de agobio**. Para mejorar esta coyuntura debemos nutrir, rehidratar y reponer fluidos. La siguiente tabla recoge una serie de alimentos que calientan o refrescan el corazón, y que por tanto nos pueden ayudar a evitar la ansiedad y el insomnio.

ALIMENTOS QUE CALIENTAN EL CORAZÓN (provocan ansiedad e insomnio)	ALIMENTOS QUE REFRESCAN Y/O CALMAN EL CORAZÓN (calman y favorecen el sueño)
Ajo crudo	Aceite de onagra
Alcohol (destilados sobre todo, pero también el vino)	Alcachofa
	Alga dulse
Alimentos secos o muy salados (el tamari en crudo, por ejemplo)	Alubia roja
	Arándano
Aspartamo y otros edulcorantes químicos	Arroz rojo
Azúcar	Azukis
Café	Cebada germinada
Cárnicos (especialmente el pollo)	Col lombarda
Cebolla	Copos de avena
Chili	Dátil chino y dátil rojo
Cítricos (tomados en exceso)	Endivia
Curri	Espárragos
Fritos	Espinaca (y en general las verduras de hoja verde)
Frutas más expansivas	Frambuesa (no muy ácida)
Miel	Fresa
Pimentón	Granada
Pimienta	Lenteja roja o coral
Pimienta de cayena	Lichi
	Melaza de cebada
	Membrillo cocinado sin azúcar
	Pasas de Corinto
	Quínoa roja
	Sandía
	Sésamo tostado y triturado
	Tomate muy maduro y dulce
	Uva roja (también en zumo)
	Zumos de verduras y remolacha

19

El miedo y los riñones

Hay muchas personas que desde la infancia sienten un especial temor por casi todo. Finalmente no tiene por qué tratarse de algo genético ni de un rasgo de carácter irremediable: en realidad, el origen es la debilidad en algunos tejidos corporales, en especial de la zona renal, suprarrenal y lumbar. **Cuando la zona de los riñones y las glándulas suprarrenales carece de energía y está desgastada, solemos padecer miedos.**

Por desgracia, el desgaste nutricional y estructural es una tónica normal en la actualidad, así que tener miedo también está a la orden del día. El miedo es un sentimiento que tiene relación directa con la condición energética y orgánica de los riñones y, aunque pueda parecer extraño, no depende tanto de las circunstancias externas como nos suelen decir. Si los riñones se encuentran en buen estado energético y estructural, sustancial, el temor puede ser mínimo o no existir, incluso en circunstancias que lo podrían justificar.

Los riñones, desde el punto de vista de la medicina tradicional china, gestionan la esencia, que controla la reproducción, el crecimiento y el desarrollo. Cuando se encuentran en buen estado, la persona tiene más **fuerza de voluntad**, más **autoestima, autoconfianza, resistencia**, capacidad de adaptación a situaciones nuevas y **vitalidad**. Sin embargo, cuando se produce un desequilibrio en estos órganos llega la otra cara de la moneda: el miedo, las fobias, el exceso de timidez, la inseguridad, la falta de autoestima, la pereza, la indolencia y la falta de voluntad. Veamos cómo detectar y tratar algunos de estos problemas.

Tipos de miedo y somatización

El miedo, cuando es producido por una situación traumática, difícil o importante que nos preocupa y que se sostiene en el tiempo, puede somatizarse.

Existen muchos tipos de miedo y cada uno se somatiza en una parte distinta del cuerpo:

- **Miedo escénico**, territorial, a las cosas que pueden suceder a nuestro alrededor. También es el miedo a algo que nos puede ocurrir en el trabajo o en la escena que estamos viviendo. Ese tipo de miedo se puede somatizar en la **zona bronquial**. Si se sufre de manera regular, podría predisponer al asma o a la bronquitis, entre otros problemas.
- **Pánico** a algo, que es un miedo extremo y que puede incluso llevar a la inmovilidad. Se somatiza en la **zona laríngea (al sentir pánico gritamos)**, y puede ser una de las causas de laringitis o afonías, por ejemplo.
- **Miedo a ser atacados** o a recibir una agresión **por la espalda**, lo que denominamos **miedo dorsal o en la nuca**, que se puede somatizar en los ojos.

- **Miedo frontal**, a lo que está por venir, por ejemplo el miedo a una cita, a una entrevista o al tratamiento de una enfermedad grave, como un cáncer u otra que requiera una terapia exigente y dura. Este tipo de miedo se puede somatizar en las **cadenas ganglionares del cuello y mediastínicas**, y podría dar lugar a tumefacción y posterior infección de los ganglios linfáticos.
- **Miedo a la precariedad**, que se somatiza en el **hígado**.

En general, los miedos aparecen por falta de fuerza en la zona renal y suprarrenal, que para la medicina tradicional china está íntimamente ligada con la fortaleza y la constitución de los huesos —en especial de la zona lumbar—, del cerebro, del sistema nervioso y de las zonas glandulares y reproductivas. La debilidad en todo este eje surge en forma de miedo y posibilidad de problemas lumbares frecuentes. Las causas pueden ser:

- El frío y el abuso de azúcares, frutas, lácteos y líquidos (zumos y refrescos, alimentos de naturaleza fría).
- El desgaste de la estructura orgánica por trabajo intenso, falta de sueño, drogas, demasiado sexo, alcohol o destilados.

La cantidad de esencia prenatal consumida por el organismo pasa factura con la edad. Por eso, para mejorar los miedos, lo más importante es potenciar la esencia posnatal, la sustancia básica, los fluidos y la energía de los riñones. Para conseguirlo es muy importante **remineralizarnos y evitar alimentos que nos desmineralicen**.

Pueden eliminarse los miedos siguiendo estos consejos alimentarios:

- **Reducir o eliminar la proteína de origen animal**, excepto la proteína marina salvaje, no de piscifactoría. Elegir preferiblemente peces de tamaño y boca pequeños para evitar el exceso de metales pesados, en especial el mercurio, que contienen las piezas más grandes como el pez espada, el emperador o el atún. Recomiendo sobre todo el salmón y el bacalao salvajes de Alaska.

- Tonificar la esencia posnatal consumiendo **aceite de primera presión en frío de cáñamo o sésamo, aceite de oliva arbequina, cereales integrales en grano, legumbres y semillas de calabaza, girasol y sésamo**.

- Tomar pequeñas cantidades de **bayas rojas** como la fresa, la grosella o la frambuesa; **nueces** y **piñones**; y **verduras de raíz dulces** como la zanahoria o la cebolla.

- Comer **quínoa, mijo, trigo sarraceno, arroz salvaje negro y leguminosas de forma arriñonada como la soja negra y el azuki**: estas últimas hay que tomarlas tres o cuatro veces por semana durante un mes para hacer un tratamiento de choque.

- Tomar ajo con moderación, siempre cocinado en cocciones largas (la comida no debe saber a ajo), ajo negro y **canela en rama**, ya que son alimentos que tonifican y calientan el riñón.

- Incrementar la presencia de **alimentos suavemente alcalinos y ricos en minerales**, dado que para remineralizar el riñón se necesitan pequeñas cantidades de sal marina sin refinar y minerales (magnesio, manganeso, zinc, etc.). Pueden obtenerse de las algas marinas, sobre todo hijiki y arame, aunque todas valen. También de las semillas.

- Tomar **ashwagandha**, una hierba ayurvédica india, que tonifica el riñón y regenera la energía yin, así como **muira puama** (indicada además para potenciar la fuerza sexual) y otras hierbas chinas como la **rehmannia preparata**, que se puede comprar en polvo y puede usarse como endulzante para las cremas de cereales. La fórmula china **shen qi wan** tonifica la energía de los riñones sin calentar mucho el cuerpo, un inconveniente de otros alimentos como el ajo, que cumple con la misma función pero que, al ser muy picante, puede desgastar sustancia y fluidos renales y corporales.

- Incorporar a la dieta **perlas de omega 3 ricas en DHA 100 × 100**, de buena calidad, que también tonifican la esencia posnatal.

- Evitar los crustáceos (gamba, langostino, langosta), pues aunque el marisco se ha usado tradicionalmente como tónico para la energía renal, tiene cantidades de mercurio que pueden ser tóxicas.

- **Beber** líquidos con moderación, tibios o calientes. Si

la dieta es demasiado concentrada en sal o abundante en carne, es bueno beber mucha agua (cuando nuestra alimentación está cargada de toxinas, proteína animal, azúcares, etc.), pero cuando nuestra dieta es limpia no hace falta ingerir tanto líquido, puesto que el exceso de agua puede cansar a los riñones, privarlos de energía y favorecer los miedos.

¿Cuánta agua hay que beber?

Aunque hayamos escuchado lo contrario, **la cantidad de agua** que necesitamos no la determina la sed; mucha gente tiene deficiencia de fluidos y no siente sed, pues tiene frío interno o demasiada humedad a nivel intestinal. Para saber cuánta agua hay que beber, un buen indicio es observar la cantidad de saliva que hay en la boca. Si la lengua no se pega al paladar, nuestro nivel de fluidos es suficiente. Si se pega, entonces hay que beber más agua, infusiones, cocciones o caldos calientes. Si somos de la clase de personas que toman sorbitos y les cuesta beber de golpe, puede ser un indicio de un desgaste orgánico, de sustancia, esencia y fluidos de larga duración.

Otros consejos relacionados con el estilo de vida para evitar los miedos:

- **Reducir el consumo de zumos, frutas y ensaladas**, que son de naturaleza fría y expansiva (bajan la energía renal).
- **Evitar los esfuerzos exhaustivos** en el deporte o en el trabajo.

- **Moderar las relaciones sexuales** (y la pérdida excesiva de fluidos seminales en el hombre). No es el tema del libro, pero existen algunas técnicas fáciles de dominar que permiten al hombre tener mayor control sobre la eyaculación, pues no queremos agotar los riñones.*
- **Evitar estar mucho rato de pie** para no cansar la zona lumbar.
- **Evitar el frío** y las bebidas excesivamente frías.
- **No beber en exceso.**
- Evitar los picantes calientes como el curri, la cayena, la pimienta o el alcohol, pues puede secar los fluidos y provocar ansiedad, que es hermana del miedo. El café (amargo caliente) tiene un efecto parecido, hay que evitarlo.
- **Procurar dormir bien**, entre siete y ocho horas y media.
- La posición horizontal ayuda a recargar los riñones, en especial si nos tumbamos boca abajo con los pies colgando, las manos a lo largo del cuerpo y la cabeza a un lado. Durmiendo o descansando en esta posición 20-25 minutos como mínimo, recargamos la zona lumbar y renal.

---

* Mantak Chia, *La pareja multiorgásmica*, Madrid, Neo Person, 2001; *El hombre multiorgásmico*, Madrid, Neo Person, 1997; *Secretos taoístas del amor. Cultivando la energía sexual masculina*, Madrid, Mirach, 1991.

CÓMO SE SOMATIZA EL MIEDO EN LAS DISTINTAS PARTES DEL CUERPO Y CÓMO EVITARLO

Los diferentes tipos de miedo que hemos enumerado antes se somatizan en distintas partes del cuerpo, lo que puede favorecer enfermedades o problemas de salud en general. La localización concreta de la somatización tiene que ver con el lugar donde creemos que nos puede sorprender el peligro o con la manera en que sentimos que podemos reaccionar ante él. A continuación explico en detalle cada tipo de miedo y cómo tratarlo, según mi experiencia.

Miedo escénico

El **miedo escénico** o miedo en nuestro espacio de trabajo, familiar o social puede referirse a algo indeterminado que puede suceder en cualquier momento o, por el contrario, puede tratarse de un miedo claramente justificado, como por ejemplo que haya alguien en el trabajo que pueda quitarte el sitio y esté compitiendo contigo. En el caso de los niños puede tratarse de algo traumático que les pase en clase o en casa, por ejemplo que no se siente seguro, porque le han tratado mal con anterioridad, o que es muy tímido y lo pasa mal.

Para sobreponerse al miedo escénico es esencial cuidar los riñones tal y como hemos descrito antes, pero también **fortalecer los pulmones, los bronquios, la tráquea y hasta la zona de la laringe —zona de la garganta con la que ha-**

blamos y gritamos—. Esto nos ayudará a ganar seguridad en este ámbito.

Si realmente el miedo escénico es importante, preocupante, ansiógeno y no solucionable, un hombre diestro o una mujer zurda pueden somatizarlo en los bronquios (más adelante hablaremos de las somatizaciones y cómo evitarlas). El miedo a meter la pata, a no ser lo suficientemente buenos, a ser agredidos o humillados, se debe a la debilidad bronquial y puede dar lugar a bronquitis o asma en el hombre diestro y en la mujer zurda. Por su parte, un hombre zurdo y una mujer diestra (antes de la menopausia) tenderán a somatizarlo con laringitis o nódulos en las cuerdas vocales. Sin embargo, la mujer diestra después de la menopausia suele reaccionar al miedo en los bronquios, y la mujer zurda después de la menopausia suele reaccionar al miedo en la laringe, según mi experiencia.

Es fundamental entender que las bronquitis se producen cuando ya se ha superado la situación traumática de miedo, mientras que la crisis asmática aparece cuando hay dos o más situaciones de miedo o pánico viviéndose al mismo tiempo.

Los zurdos y las diestras también pueden sufrir bronquitis por culpa de un miedo territorial, pero acostumbra a ser después de haber pasado una depresión.

¿Cuál es la diferencia entre miedo y pánico? El pánico es miedo más agudo y descontrolado, vivido desde una posición de indefensión mayor, más pasiva, más receptiva. Mientras que los hombres viven más el miedo como una situación escénica o territorial, que incita a la acción, la reacción, el ataque, la defensa o la huida, las mujeres lo integran como pánico, de una manera menos territorial, más afectiva, inmovilizante, de reclamo de ayuda a través del grito o la palabra (por lo que lo somatizan en la laringe).

Zurdos y diestros cerebrales

Cuando hablamos de zurdos y diestros, nos referimos a zurdos y diestros cerebrales, no motores. La manera de poder distinguir si una persona es zurda o diestra cerebral es aplaudiendo y viendo qué mano de forma espontánea se pone encima de la otra: indica el predominio de un hemisferio u otro. Ponemos un ejemplo de una persona muy conocida: Rafa Nadal. Es zurdo jugando al tenis y diestro escribiendo; si lo miramos cuando aplaude, veremos que aplaude con la mano izquierda sobre la derecha, lo que indica que cerebralmente es un zurdo enseñado como diestro. En nuestra experiencia, la lateralidad cerebral marca tendencias de carácter y somatizaciones diferentes.

A continuación enumero una serie de **alimentos que refuerzan la laringe y los bronquios**:

- El **mijo**, el **arroz integral**, el **amaranto** y la **avena.**
- Las leches de estos granos **hechas en casa**, no procesadas, utilizando el grano integral y muy hervidas.
- El **té de raíz de loto**, tomado dos o tres veces por semana. Para prepararlo, se ponen dos cucharadas soperas en un vaso de agua y a continuación se hierve durante cinco minutos a fuego suave con una cucha-

radita de café de salsa de soja (tamari). También resulta útil la raíz de loto seca, hidratada y hervida con arroz o en estofados.

- El **pescado blanco salvaje**.
- El **tofu** bien cocinado.
- El **aceite de comino negro** (se obtiene en perlas y hay que tomar una perla dos o tres veces a la semana).
- La zanahoria, la cebolla y otras **verduras de raíz**, así como la calabaza y otras **verduras redondas**.
- La familia de las **crucíferas**: coliflor, brécol, nabo.
- Las **raíces y las hortalizas cocinadas**.
- El **alga nori tostada (tiene que quedar de color verde)**, muy rica en vitamina A, que ayuda a regenerar las mucosas bronquiales.
- Los **suplementos de betacaroteno durante la afección**, así como el que podamos obtener de verduras como la zanahoria, la calabaza y otras hortalizas de color.
- Las **hierbas aromáticas** como la ajedrea, la albahaca, el orégano, el cardamomo, el comino y la canela. En caso de que haya mucha humedad, sobre todo en los pulmones, es muy útil tomar pequeñas cantidades de **jengibre**, **tomillo** o **salvia**.
- Las **almendras**, el **sésamo** y el aceite de sésamo; las **semillas de girasol o de calabaza**; el aceite de semilla de calabaza.

Si hay sensación de frío en la zona, también recomiendo las **compresas de jengibre**, y para el asma o las inflamaciones tratamientos con **campos electromagnéticos pulsados (PEMF)**, **acupuntura** o **ventosas**, que sirven para drenar la humedad y aumentar el flujo energético. También ayuda realizar **ejercicios respiratorios abdominales** a diario (un mínimo de diez respiraciones profundas, tres veces al día) para aumentar la energía en nuestro abdomen y en los pulmones. La respiración abdominal, cuando es profunda y se hace con la zona posterior de la espalda, también nutre los riñones.

Por último, la práctica del chi kung, el taichí y el yoga también beneficia a los riñones, así como el deporte moderado. Una buena energía renal beneficia a los pulmones.

Por el contrario, conviene evitar:

- Todo lo **frío o muy acuoso. El exceso de líquidos.**
- Los sitios excesivamente húmedos y fríos.
- La fruta, el azúcar o los edulcorantes químicos, los zumos de fruta, las ensaladas y los **alimentos de características frías**.
- **Los lácteos**, que además de ser fríos tienden a acumular mucha mucosidad en el árbol bronquial.
- También **las leches o los licuados vegetales procesados** hechos con harinas, no con el grano entero: leche de soja, arroz, avena, etc.
- Derivados de la leche como **mantequilla, yogur y queso**.
- **Bebidas frías, refrescos, helados y colas.**
- Las **setas, porque son de naturaleza fría** y opuesta a la del pulmón.

Miedo frontal

Es el miedo a algo que nos va a venir por delante, a situaciones que sabemos que tenemos que afrontar.

Recuerdo un caso curioso. Teresa, de 14 años, había sufrido una notoria inflamación en lo que parecía un ganglio en el lado derecho del cuello justo un día después de haberle sido anulado un combate de taekwondo. Era taekwondoka y tenía una final de campeonato a dos meses vista. El combate se presentaba muy difícil, ya que la contrincante era muy dura. Según Teresa, había estado dos o tres meses muy preocupada y nerviosa pensando en el enfrentamiento. El día del evento, su adversaria se puso enferma y tras la súbita solución al miedo apareció la inflamación en el cuello.

En mi experiencia, el miedo frontal se somatiza sobre todo en los ganglios que hay a lo largo del cuello y en el mediastino. En muchos, si el sistema nervioso vegetativo, el inmunitario y el linfático son fuertes, la pequeña inflamación pasa desapercibida. Ésta provendría de vestigios embrionarios que serían los que en otras especies permiten que ante el ataque frontal puedan desarrollarse voluminosas glándulas para asustar al enemigo, como es el caso de muchas ranas, anfibios o reptiles, que amplían su tamaño gracias al volumen de su cuello para impresionar al posible enemigo y disuadirlo en el enfrentamiento.

Miedo en la espalda

Indica que tememos que algo nos venga por detrás. Muchas veces aflora tras haber tenido un susto o un accidente, por ejemplo un choque en la parte trasera del coche, o por haber tenido una mala experiencia con algo que nos ha sorprendido y que hace que vivamos con la sensación de que algo podría volver a hacernos daño sin que lo veamos venir. Este tipo de temor puede dar problemas en los ojos (la zona del córtex cerebral que rige la vista se encuentra en la nuca). Ése fue el caso de un paciente, Paco, panadero de Madrid, que cuando vino a verme había sufrido tres desprendimientos de retina seguidos habiendo disfrutado de perfecta visión anteriormente. Estudiamos su dieta, sus hábitos y su estado psicológico para determinar qué causas podían haber favorecido esta situación. Descubrimos un hecho curioso: unos meses antes de que empezasen los problemas con los ojos, había cambiado la orientación del obrador de la panadería, de forma que trabajaba de espaldas a la puerta de entrada. A los pocos meses de hacer la reforma apareció un inspector de sanidad por sorpresa y lo pilló en falso, detectando que trabajaba sin guantes, ya que era alérgico. A Paco le cayó una multa considerable, y desde entonces empezó a tener miedo de que el inspector le cogiera desprevenido de nuevo, cosa que de hecho volvió a ocurrir al cabo de unos meses. Desde entonces vivía trabajando con la sensación de que alguien le iba a «cazar por detrás», de que el inspector podía aparecer en cualquier momento y volver a sancionarle. El problema se arregló poniendo un espejo, de manera que reflejara la puerta de entrada. Tras ello, Paco mejoró progresivamente y no volvió a recaer.

LOS LÍMITES AFECTIVOS Y LA VEJIGA

El riñón, en las medicinas orientales, es el órgano central que sustenta la estabilidad de la salud de la persona; también desde el punto de vista físico: huesos, articulaciones, glándulas suprarrenales, sistemas reproductivo y nervioso... **Cuando hay deficiencia en la energía renal, nos resulta complicado marcar los límites del territorio afectivo, del espacio energético en el que nos movemos, tanto de índole física como emocional.** De hecho, puede existir una conexión entre las afecciones en las vías urinarias, la vejiga y los riñones (cistitis, litiasis renal y piedras) y esta inestabilidad territorial o afectiva.

Como seguramente sabrás, todo animal, también el ser humano, necesita un espacio en el que sentirse a gusto y vivir, y en el que poder desenvolverse con tranquilidad: su territorio de elección y de vida. A veces podemos sentirnos invadidos y no saber cómo evitar esta invasión. Muchas situaciones de nuestra vida entran en este tipo de situaciones de límite territorial:

- Cuando en una relación de pareja dudamos sobre si separarnos o seguir viviendo juntos.
- Cuando dudamos de la lealtad de un amigo o una

amiga importante para nosotros y no sabemos si ubicarlo dentro o fuera de nuestro territorio afectivo.

- Cuando tenemos problemas con los límites de una casa: un conflicto con un vecino por los límites de un terreno, por ejemplo, o por ruidos que «invaden» injustificada y traumáticamente nuestra intimidad.

- Cuando en el trabajo alguien se entromete sin cesar en nuestra labor y no nos deja desenvolvernos con libertad.

- Cuando estamos a la expectativa de conservar o cambiar de trabajo y dudamos entre dejarlo o no.

- En el caso de personas dependientes, cuando no llevan bien el hecho de que les tengan que vestir y desvestir, o el cuidador no lo hace con suficiente delicadeza y la persona lo ve como una intromisión en su espacio vital.

Estos casos de inestabilidad territorial y afectiva crean estrés o incomodidad, y cuando se solucionan puede surgir una **cistitis** a las pocas horas (o a veces minutos), o un **cólico nefrítico** al cabo de unos días o unas semanas, según mi experiencia.

Hay personas que somatizan de una forma muy acusada y que, de vuelta de un viaje o de un lugar donde se han sentido desubicados, fuera de su entorno y de sus cosas, desarrollan inmediatamente una cistitis al sentirse de nuevo a gusto y tranquilos en casa.

En el caso del cólico nefrítico, también interviene el hecho de que la alimentación no sea equilibrada, con un exceso de ácido oxálico, ácido úrico o calcio y/o alteraciones del pH urinario, que favorecen la formación de cálculos.

Resulta interesante que muchos mamíferos marquen el territorio a través de la orina para no ser invadidos o molestados por otros miembros de la misma especie. Por ejemplo, las leonas marcan el territorio en el centro y los leones en la periferia y, con esto, otros leones y leonas identifican que ese territorio está ocupado y que no quieren que les molesten.

De la misma manera, cuando por alguna razón no somos capaces de marcar una frontera territorial y hacernos respetar, o no sabemos definir nuestro límite afectivo, nuestro cuerpo puede interpretar que un mayor volumen de orina ayudaría a determinar nuestra frontera. Las mucosas de la vejiga pueden verse afectadas de manera natural ante este estrés, al igual que sucede con los mamíferos.

La vejiga, los límites y la duda

¿Qué debemos hacer para evitar posibles somatizaciones debido a la duda y a la indecisión sobre dónde poner los límites, si hay dudas sobre una decisión a tomar? Parecerá frustrante a priori, pero aconsejo de entrada no cambiar nada y dejar que sea el cuerpo el que decida cuando esté listo. No decidir mentalmente; la decisión incumbe a todo nuestro ser, a lo que podemos denominar nuestra inteligencia corporal. **Ante la duda, es mejor esperar a que el cuerpo sepa y decida**, ya que una vez sintamos la respuesta, no hay espacio para la duda. La inteligencia corporal sabrá qué hay que cambiar y cuándo. Las buenas decisiones que tomamos en nuestra vida, que funcionan realmente, no se toman con la cabeza, sino que se sienten con todo el ser, con el corazón. En estas situaciones también es importante relativizar y confiar en la providencia. Ayudará a que las cosas cojan su sitio, hasta que en nuestro interior sintamos que la situación es o debe ser así, pues muchas veces el momento y la situación del problema requieren de una maduración para la solución final.

En momentos vitales de este tipo es esencial que aprendamos a gestionar la situación traumática y estresante. Una de las principales maneras de corregir las cistitis recidivantes, por ejemplo, puede ser superar la situación psicoemocional subyacente.

Cuando sufrimos este problema, podemos **fortalecer la vejiga con la energía de los alimentos**:

- **Evitar la fruta, el azúcar, los alimentos crudos, las bebidas frías y los lácteos.**
- Si hay picor, ardor o dolor, evitar todo tipo de sofritos, el alcohol y todo lo que produzca calor húmedo en el abdomen (gases olorosos e inflamación) como el ajo, la cebolla poco cocinada y las especias solas o combinadas con grasas.*
- Reservar energía, evitar trabajos que cansen demasiado.

* Jorge Pérez-Calvo, *Nutrición energética para la salud del sistema digestivo. Aumente su energía y vitalidad*, Madrid, Edaf, 2012, p. 130.

- Tomar a diario zumo o extracto de **arándanos rojos**.
- **Comer legumbres en forma de riñón** de pequeño tamaño, especialmente azukis, así como el agua donde se hiervan.
- Consumir pequeñas cantidades de **algas** cada día, muy especialmente alga arame, así como el agua de la cocción (hay que hervir un puñado en un litro de agua durante unos 20 minutos).
- Comer **cereales tónicos para la vejiga** como el arroz integral de grano corto, el arroz salvaje negro, el mijo, la quínoa y el trigo sarraceno, siempre muy bien cocinados.
- Comer **pescado** (salmón salvaje de Alaska, bacalao salvaje de Alaska, sepia, etc.).
- Mantener los **pies** y la zona de los **riñones siempre calientes**.
- Consumir alimentos ricos en betacaroteno, como zanahoria, calabaza..., y en vitamina A, como por ejemplo el alga nori, ayudan a regenerar las mucosas.

PROBLEMAS EMOCIONALES RELACIONADOS CON EL ESTÓMAGO

Cuando la zona del estómago, el bazo y el páncreas funciona y está bien, somos más empáticos, optimistas, simpáticos y prácticos, y tenemos más capacidad para organizarnos y razonar de manera fluida. En cambio, si hay algún problema en esta zona, aparece el reverso negativo y llegan la desconfianza, la suspicacia, la antipatía, las dudas y la dificultad de elegir, el sarcasmo, la preocupación crónica y la falta de empatía.

Antipatía y dudas

Hay personas que no logran sentirse a gusto con su entorno y que pueden resultar antipáticas o de trato difícil. Les cuesta aceptar a los demás y muestran, en general, falta de empatía. Son suspicaces y no simpatizan de manera abierta con los demás. Al contrario de lo que se suele pensar, **no es que sean así, no se trata meramente de atributos del carácter, sino de un efecto colateral del mal estado del estómago y del páncreas.**

Cuando el estómago intenta digerir algo sin éxito, ese esfuerzo absorbe gran parte de la energía, y la relación con los demás se torna incómoda. Podríamos decir que la incomodidad de relacionarnos, de aceptar, de «digerir» y asimilar al otro, es un reflejo de la dificultad del sistema digestivo para digerir el alimento. Debemos emplear energía extra en la digestión y no disponemos de suficiente para ser empáticos y agradables. A veces cruzamos los brazos sobre la zona del plexo solar, donde se concentra la energía de la digestión, en un intento inconsciente por reforzarla. Cuando sufrimos falta crónica de energía digestiva, se desenergizan el plexo cardíaco y el corazón, por lo que los problemas digestivos repercuten en nuestra apertura natural de corazón.

El sobreesfuerzo digestivo crónico y los malos hábitos alimentarios debilitan sobremanera nuestro sistema digestivo (estómago y páncreas). Un trozo de carne, por ejemplo, puede tardar en digerirse de ocho horas a uno, dos e incluso tres días. Por eso, veremos a continuación qué alimentos elegir o evitar para tonificar la energía digestiva.

¿Por qué me cuesta tanto decidir? Las dudas y el estómago

Algunas personas viven en un estado permanente de indecisión. Tienen dudas constantes, tanto para elegir el color de un pantalón como para avanzar en proyectos y en sus vidas. La indecisión es básicamente un síntoma de un problema energético y revela que nuestro sistema digestivo está debilitado. En concreto, los órganos afectados suelen ser el estómago, los intestinos (en especial el duodeno) y el páncreas.

Para elegir es necesario observar, discriminar las opciones y seleccionar la que se adapta mejor a nuestro objetivo. Un proceso idéntico al de la digestión: los jugos gástricos y pancreáticos disgregan los alimentos en partes ínfimas para que sean asimilables. Cuando la digestión tiene deficiencias por falta de fuego interno, la claridad mental y la capacidad de discriminación también quedan afectadas.

Aunque las **indecisiones** se asocian en gran parte con la **debilidad** en el **proceso digestivo**, sin embargo, a veces se trata en realidad **falta de coraje** para ejecutar una decisión que se ve clara, lo cual delataría entonces una deficiencia de energía en el hígado y, sobre todo, en la **vesícula biliar**.

La diferencia entre la antipatía y la indecisión es que la primera se origina sobre todo en el estómago, mientras que la segunda tiene relación con el proceso digestivo visto de forma global (intestinos, estómago, páncreas). Como hemos visto, la duda en relación con las vías urinarias es una duda posicional: dónde me posiciono o se posiciona lo que me interesa. La duda pancreática, estomacal, digestiva, proviene en parte de la dificultad de esclarecer lo que es conveniente, de digerir todas las opciones para poder elegir la que es más adecuada. La de la vesícula, en cambio, implica la dificultad de ejecutar la decisión.

La siguiente tabla muestra qué **alimentos** tonifican el sistema digestivo y, por tanto, son **beneficiosos para combatir la antipatía y el exceso de dudas**.

ALIMENTOS BENEFICIOSOS	ALIMENTOS QUE DEBEMOS EVITAR
Cereal integral: mijo, trigo sarraceno, arroz, maíz y quínoa (muy bien cocinados)	Azúcares
Chucrut (verdura fermentada)	Bebidas y alimentos fríos
Ciruela umeboshi	Fritos y sofritos
Infusiones de bayas silvestres ecológicas, de frambuesas o asaí, que tienen un efecto tónico sobre la acidificación del estómago y ayudan a las mucosas, por ser astringentes	Frutas como postre
	Lácteos
	Manzanilla, menta, poleo
Pescado blanco salvaje	Proteína animal
Pickles (verdura ácida fermentada de forma natural)	
Sopas	
Té mu y té kukicha (té de tres años)	
Tisanas amargas, calientes, dulces o picantes tibias (por ejemplo, de hierbaluisa, hinojo o anís estrellado) después de las comidas	
Verduras al vapor, de raíz y redondas	

Otros factores que debemos tener en cuenta para mejorar la digestión son:

- Comer cantidades razonables, y cuando tengamos hambre, masticar bien y lentamente.
- Beber poco durante la comida para no diluir los jugos gástricos.
- Cocinar de manera adecuada cada alimento para mejorar su digestibilidad.
- Cenar temprano.
- Para las personas con problemas crónicos de estómago y con digestiones lentas, es muy recomendable dormir sobre el lado izquierdo del cuerpo o tumbarse después de comer durante diez minutos sobre este lado, lo que abre la fosa nasal derecha y dinamiza la metabolización y la digestión.

20

Los cambios de humor y el abuso del dulce

Merece la pena dedicar unas páginas a los dulces, el azúcar refinado y, en general, los carbohidratos simples refinados (me refiero a ellos con el término genérico de «azúcar») y otros edulcorantes químicos, como el aspartamo, la fructosa, el sorbitol, la sacarina, el sirope de agave o de maíz, o el ciclamato, puesto que su consumo excesivo es uno de los principales responsables de los cambios de humor y, en última instancia, según mi experiencia, de las depresiones.

En efecto, muchas personas tienen tendencia a sentirse tristes, abatidas, pesimistas, melancólicas, autocompasivas o bajas de tono. Son problemas frecuentes si somos aficionados al azúcar, la miel o los edulcorantes artificiales, como la sacarina o el aspartamo; a los carbohidratos simples, como el pan y la bollería; al chocolate o a los refrescos; a los higos secos o a los dátiles; a la fruta, en especial en forma de zumo; y a todos los productos muy concentrados en fructosa.

Cada vez hay más consenso científico y nutricional sobre los efectos perjudiciales que tienen los dulces y los carbohidratos refinados en el cuerpo y la mente. Esta opinión es hoy en día mayoritaria, pero la medicina natural hace tiempo que la defiende: el azúcar es, simplemente, malo para el organismo. Y a pesar de que lo sabemos, nos sigue atrayendo sobremanera. ¿Por qué?... En la naturaleza, la glucosa es la molécula de la energía. En las plantas, la energía solar se concentra en la glucosa, y cuando las comemos y las metabolizamos se libera en nuestro organismo en forma de electrones. Podríamos decir que **la glucosa es la moneda solar de nuestro cuerpo**. Cuando tomamos algo dulce nos produce una sensación de bienestar, buen humor, confianza, exaltación, optimismo, autosatisfacción, a veces analgesia emocional, a veces euforia. Necesitamos la glucosa, pero es fundamental que provenga de una fuente alimentaria de calidad y de cualidad que nos permita metabolizarla de forma correcta. Sin embargo, el azúcar tiene una cara especialmente amarga. Esa «cara amarga» consiste en que **el cuerpo sólo puede metabolizar la glucosa y la fructosa recurriendo a una serie de vitaminas y minerales. En principio, estos nutrientes se encuentran de manera natural en el alimento integral (en un grano de arroz integral, por ejemplo), pero cuando el alimento se refina (arroz blanco), queda prácticamente despojado de esos nutrientes. Para poder metabolizarlos, el cuerpo roba las vitaminas y los minerales que necesitan los tejidos del cerebro y de la propia sangre. Así, nuestro organismo se debilita porque se ha quedado sin parte de sus vitaminas y minerales, destinados a metabolizar la glucosa y la fructosa**.

Los carbohidratos simples se convierten en glucosa con facilidad y no nos aportan los nutrientes adecuados. Entran masiva y rápidamente en el torrente sanguíneo y **acidi-**

fican la sangre. Esta acidez nos predispone a un estado proinflamatorio y de agotamiento mental y corporal **que induce al abatimiento y al pesimismo**. El páncreas trata de compensar la entrada súbita de glucosa en la sangre segregando altas cantidades de insulina, pero cuando ya se ha metabolizado el dulce, este aumento de la insulina da lugar a un déficit de glucosa en sangre y lo muestra en forma de problemas orgánicos y mentales-emocionales: ansiedad, cansancio, somnolencia, taquicardias, sudoración profusa, sensación de oscuridad interna, miedo, asma o agudización de crisis a las que seamos propensos. Son sensaciones o sentimientos negativos (pérdida de solidez mental e insatisfacción), que nos impulsan a buscar algo dulce de nuevo, con lo que generamos un nuevo estado de exceso de glucosa en la sangre (hiperglucemia).

Así, estos dos estados de **hipoglucemia e hiperglucemia** se van sucediendo a lo largo del día en las personas que consumen azúcares o carbohidratos refinados. Y, acompasadas con las subidas y las bajadas de glucosa, tenemos **fluctuaciones en el humor y en el tono vital**, que van desde la euforia hasta el abatimiento.

Otra **causa** que acentúa nuestra **apetencia del dulce**, y que nos puede llevar a estados alternos de hipoglucemia e hiperglucemia, es la **sequedad interna**, que puede deberse a varios factores:

- **Uso excesivo de pantallas (de ordenador, tabletas o móviles)**, que reseca el hígado y el organismo en general.

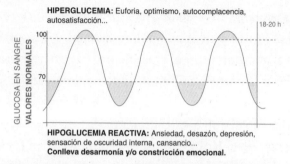

HIPERGLUCEMIA: Euforia, optimismo, autocomplacencia, autosatisfacción...

18-20 h

HIPOGLUCEMIA REACTIVA: Ansiedad, desazón, depresión, sensación de oscuridad interna, cansancio...
Conlleva desarmonía y/o constricción emocional.

De las 18.00 a las 20.00 horas la glucosa en sangre tiene tendencia a bajar. Por este motivo, durante esta franja horaria apetece «tomar algo» especialmente dulce. El consumo de carbohidratos simples (azúcares, miel), al absorberse con rapidez, aumenta la glucemia de golpe produciendo HIPERGLUCEMIA. Nuestro organismo, como reacción, producirá un aumento de la secreción de insulina que al poco resultará en HIPOGLUCEMIA reactiva que, si se resuelve con carbohidratos simples otra vez, producirá un ciclo vicioso con constantes altibajos emocionales.

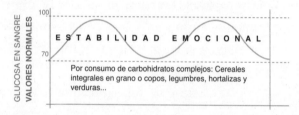

E S T A B I L I D A D   E M O C I O N A L

Por consumo de carbohidratos complejos: Cereales integrales en grano o copos, legumbres, hortalizas y verduras...

- **Contención o frustración emocional de larga duración.**
- **Consumo excesivo de proteína animal, de picante y de sal.**
- En invierno, a la **calefacción**, que nos deshidrata y reseca los pulmones (un síntoma de que los pulmones están secos es la apetencia de dulce después de comer); **climas muy secos.**
- **Hablar demasiado y no ingerir líquidos ni alimentos nutritivos e hidratantes.**
- Exceso de **sudoración** a causa del calor o del ejercicio físico.

- **Dormir poco o tener una intensa actividad sexual**, que provocan sequedad de los fluidos corporales.

Además de los efectos negativos del dulce ya mencionados, la metabolización de la glucosa produce **radicales libres**, que también perjudican las estructuras corporales. **El daño afecta directamente al cerebro y puede aumentar el riesgo de padecer enfermedades como el Alzheimer u otras afecciones cognitivas importantes.**

Relación entre al abuso de azúcar y el daño cerebral

Cuando el consumo de azúcar es elevado o se ingieren hidratos de carbono refinados o harinas, podemos detectar el daño por oxidación con una analítica de sangre, en concreto por los niveles de hemoglobina glicosilada A1C.

Si los valores están por encima de 5,4 podemos decir que empieza a haber daños oxidativos en las proteínas; y cuando están por encima de 6 existe riesgo de **diabetes**. El exceso de azúcar en la sangre afecta directamente a nuestro sistema nervioso, y está bien documentado que una hemoglobina glicosilada mayor de 6 puede conllevar mayor **riesgo de derrames cerebrales, enfermedades coronarias** y otras patologías.

Asimismo, cuando la hemoglobina glicosilada está regularmente por encima de 5,4, hay más riesgo de **tendencia depresiva**. Hay una relación proporcional directa entre los niveles de hemoglobina glicosilada A1C y los síntomas depresivos.*

---

* M. Hamer, G. D. Batty y M. Kivimaki, «Haemoglobin A1c, fasting glucose and future risk of elevated depressive symptoms over 2 years of follow-up in the English Longitudinal Study of Ageing», *Psychological Medicine*, 2011, 41 (09), 1889-1896.

En mi opinión, la depresión o la esquizofrenia muchas veces son la manifestación de lo afectado que está el cerebro. **Cuanto más fuertes estén nuestro sistema nervioso, nuestro cerebro y nuestro metabolismo, menos probabilidades tendremos de padecer una enfermedad mental.**

Estudios comparativos realizados durante un período de seis años demostraron que las personas con valores de la hemoglobina glicosilada entre 5,9 y 9 padecen el doble de pérdida de masa cerebral que las que tienen entre 4,4 y 5,2, valores normales. Por lo tanto, los valores altos son un indicativo de riesgo de atrofia cerebral y de la rapidez del proceso de atrofia, esto es, del **riesgo de padecer déficit cognitivo o deficiencias neurológicas como Alzheimer o Parkinson**, entre otras.*

La fruta, por su parte, nos provee de azúcares simples a base de fructosa con un efecto muy similar al del azúcar, muy especialmente si la tomamos en zumo. O, mucho peor, en zumos edulcorados, aunque se trate de edulcorantes artificiales. La fruta hace que nuestras células se insensibilicen al efecto de la insulina, que se segrega en exceso para compensarlo y sobresatura el organismo. Los niveles de insulina en la sangre deben mantenerse por debajo de 5 micro UI/ml para garantizar que el páncreas no se está viendo obligado a segregar más insulina de la cuenta y evitar cualquier daño orgánico y cerebral.

* C. Enzinger et al., «Risk factors for progression of brain atrophy in aging. Six years follow-up of normal subjects», *Neurology,* 2005, 64 (10), 24 de mayo.

Por tanto, **la primera causa de depresión, abatimiento, melancolía y bajo tono vital se origina en el mal hábito de consumir azúcares refinados, que además provocan una adicción casi inmediata**. Es interesante la lectura del libro *Sugar Blues*, de William Dufty, en el que se expone la historia del azúcar y se explica de forma extensa cómo incide en el humor y en el carácter. Los orígenes del cultivo de azúcar están relacionados con los orígenes de la esclavitud, que se produjo, en parte, por la necesidad de tener mano de obra para las plantaciones de caña de azúcar.

En resumen, debemos excluir de la dieta el azúcar, la sacarina, el sorbitol, el aspartamo y todo tipo de edulcorantes químicos; la miel; la bollería; los refrescos y las colas; los zumos de fruta y la fruta en general (si queremos comer fruta, debemos elegir la menos dulce, no tropical y en pequeña cantidad); y los panes blancos, así como los integrales hechos con harina blanca. Para endulzar, una buena opción son las melazas hechas con cereales integrales, la estevia o el regaliz (este último sólo si no se sufre hipertensión).

21

La digestión y la serotonina

Aunque parezca que las distintas partes del cuerpo están desconectadas, en realidad unas zonas del organismo interactúan con las otras. Por ejemplo, el sistema digestivo y el sistema nervioso.

En el sistema digestivo se producen dos tercios de la serotonina corporal, y ésta es el neurotransmisor principal responsable de nuestro estado de ánimo y bienestar psicoemocional, por lo que es muy importante que la digestión sea fuerte y adecuada. Nos ayudarán a ello los alimentos ricos en **triptófano**, un aminoácido esencial precursor de la serotonina, que podemos encontrar en el **sésamo** triturado, en forma de gomasio o en polvo, y en el **plátano**, sobre todo en verano o en situaciones de mucho estrés o en las que se produzca mucho calor en el cuerpo (el plátano es un alimento frío, y si lo consumimos en invierno no contribuye al bienestar digestivo).

Una alimentación rica en cereales integrales en grano (arroz integral, quínoa, mijo, trigo sarraceno, avena, maíz no transgénico), combinados con **legumbres** a razón de un tercio de la cantidad del cereal, y **semillas de sésamo tritu-**

radas, también promueve un aumento de la serotonina y contribuye a mejorar los estados depresivos. Junto a esto, recomiendo el consumo regular de **cantidades moderadas de pescado salvaje blanco o azul de tamaño y boca pequeños** (sardina, caballa, boquerón oceánico cocinado, etc.). Cuanto menores sean su tamaño y su boca, menos riesgo habrá de consumir metales pesados.

Es esencial que los alimentos que ingerimos nos aporten **vitaminas del complejo B y minerales (yodo, magnesio, manganeso, zinc), que podemos encontrar en gran cantidad en las algas**, las **semillas** tostadas y otros condimentos como la **ciruela umeboshi**, que tiene un gran poder alcalinizante y remineralizante y también ayuda al buen estado de la flora intestinal, como los *pickles* o el chucrut. Una alimentación limpia y adecuada pobre en proteína animal y azúcares favorece una flora intestinal o microbiota, saludable, lo que es fundamental para este propósito.

Están también indicadas las **hierbas tónicas** como la muira puama (contraindicada en casos de hipertensión), el astragalus membranaceus, el dang gui, el eleuterococo o la ashwagandha. Estas hierbas mejoran el tono vital, y al aumentar la energía ayudan en el proceso de recuperación. Algunas, como el astragalus y la ashwagandha, tienen un efecto directo sobre el cerebro y favorecen la concentración. El astragalus membranaceus es también un muy buen tónico inmunitario y aumenta la cantidad de sangre circulante en el cuerpo, y por tanto estimula la buena memoria y la cognición, y preserva los recursos mentales para combatir la depresión. He podido comprobar que con estas pautas los pacientes notan alivio, no precisan tanta medicación y mejoran su estado anímico, su nivel de energía y su humor, incluso en depresiones endógenas.

Diferentes tipos de depresión

Cuando la depresión tiene su origen en causas psicoemocionales, es decir, cuando tenemos un gran problema y nos preocupamos y estresamos, aparece la ansiedad para intentar resolver el conflicto, pero si antes de poder solucionarlo surge un segundo problema, **muchas veces el cerebro no es capaz de afrontar dos graves situaciones a la vez.** De una condición de ansiedad y estrés transitamos a una condición de depresión o bloqueo, como si estuviéramos en pausa. Sentimos que no podemos con las circunstancias y el cerebro se bloquea, pasa a un modo de reposo o *stand by*, es decir, «cerrado hasta que vengan mejores tiempos».

Las deficiencias nutricionales que conlleva toda alimentación comercial e industrial producen una mayor labilidad emocional y psíquica y un aumento del número de personas que padecen depresiones. Una alimentación inadecuada, con exceso de dulces o fruta, o con consumo de drogas y alcohol, puede agravar esta tendencia. Por eso es muy importante seguir las pautas descritas más arriba, pues cuanto mejor sea nuestra condición cerebral y nuestro nivel de energía y recursos personales, más fácil nos resultará hallar soluciones y mantener una actitud positiva. Por el contrario, cuanto más débiles estemos, más tendencia tendremos a hacer una montaña de un grano de arena, y los pequeños problemas serán vividos como grandes conflictos que se somatizan. Es importante mantener el estado energético y mental adecuado para poder hacer frente a cualquier situación estresante.

Las personas **con predisposición a contener sus emociones y que pasan largas horas delante del ordenador** son propensas a padecer un déficit de fluidos y de sangre en el hígado, que puede provocar el estancamiento de energía en el hígado. Una posible consecuencia de ello sería la **falta de motivación vital**, es decir, sentir nula motivación para vivir aunque aparentemente no haya causas externas. Esta situación se percibe como:

- Tristeza
- Falta de entusiasmo, movilidad, dinamismo o espontaneidad
- Falta de motivación hacia las cosas
- Manos o pies fríos
- Posible insomnio
- Introversión
- Posibles cefaleas o migrañas oculares o hemicraneales (afectan sólo a la mitad de la cabeza)
- Pérdida de visión o vista cansada
- Mayor progreso de la presbicia
- Apatía
- Irritabilidad o intolerancia (aunque se expresan poco o nada)

En estos casos aconsejo una **dieta para tonificar la sangre del hígado** y relajar la constricción emocional, que incluye:

- **Proteína**, en forma de **pescado blanco o azul de pequeño tamaño** (a ser posible salmón o bacalao salvajes de Alaska).

- **Alga espirulina** o **alga chlorella**, un mínimo de 6 u 8 gramos al día tomados siempre con algún caldo caliente o con algún té tonificante caliente; o *pickles* (encurtidos fermentados); o umeboshi (o umebol: píldoras concentradas de umeboshi).

- **Cilantro, azafrán, vainilla**, pequeñas cantidades de **albahaca, salvia** y otras **hierbas aromáticas**, como **dang gui** y **bai shao**, que es la raíz de la *Paeonia alba*, una flor blanca que tonifica la sangre y al mismo tiempo relaja el hígado y las emociones. Conviene tomar uno o dos gramos de extracto de bai shao al día.

- **Puerro** y **cebolla** pochados con agua, no con aceite, de manera que eliminemos el gas y no resulten demasiado calientes.

- **Verde de cebada** o **de trigo ecológico y germinado** (es hematínico, o sea, produce sangre, y ayuda a distender la zona del hígado). Un par de cucharadas en un vaso de agua al día, como mínimo.

- Si durante un tiempo nuestro cuerpo se ha resentido por escasez nutricional, podemos tomar un suplemento de **5 Hidroxitriptófano** (de 800 a 1.000 miligramos al día) con el fin de estimular la síntesis de serotonina. Se encuentra como producto natural en herbolarios.

- Por descontado, y como venimos insistiendo durante todo el capítulo, **prescindiremos en la dieta** del chocolate u otros dulces refinados, ya que debilitan más el sistema y nos predisponen a la depresión y el abatimiento.

- El astragalus membranaceus tonifica la digestión, permitiendo una buena asimilación de lo anterior, y tiene efecto tónico sobre la sangre y se dice que inspira espiritualmente.

ALIMENTOS PARA EL ESTANCAMIENTO DEL HÍGADO	
A evitar	Recomendados
Alcohol Chocolate Dulces refinados Exceso de frutas	Albahaca Alga espirulina o alga chlorella Astragalus membranaceus Azafrán Bai shao Cilantro Ciruela *ume* Dang gui Hierbas aromáticas en general Pescado blanco o azul de pequeño tamaño *Pickles* Puerro y cebolla pochados en agua Salvia Vainilla Verde de cebada o de trigo ecológico y germinado

Además de los cambios en la alimentación, **otros** hábitos saludables para **mejorar la depresión son**:

- **Mantener una correcta postura corporal**, con la cabeza bien centrada entre los hombros y la espalda recta.
- **Practicar ejercicio a diario.** Lo ideal es andar y hacer algún ejercicio con los brazos entre tres cuartos de hora y una hora, si la salud lo permite, en un lugar con aire limpio para oxigenar bien el cuerpo.
- **Realizar actividades que nos distraigan** y nos aporten una diversidad de entradas perceptivas y sensoriales que nutran nuestro cerebro y nos ayuden a relativizar las situaciones, pero sin abusar ni estresarnos para no cansarnos, dado que la depresión conlleva poca energía y no la podemos perder.
- **Asegurarnos un sueño correcto**, no excesivo, entre ocho y nueve horas, y en horarios adecuados, lo que significa estar en la cama idealmente antes de las once.
- **Buscar espacios con luz natural:** la luz del sol, la luz natural, es un estimulante de las funciones cerebrales y vitales.
- Charlar y **expresar en confianza los sentimientos** o las preocupaciones que tengamos.

22

Remedios naturales para evitar el deterioro cerebral

Todos damos por hecho que con la edad llega inevitablemente el deterioro de las funciones cerebrales. Sin embargo, unos buenos hábitos mentales y emocionales y, sobre todo, una alimentación adecuada pueden no sólo frenar el proceso sino incluso mejorar la función cerebral. Con una buena nutrición es posible **obtener un óptimo rendimiento mental, evitar el declive cognitivo y la pérdida de memoria, y mantener la capacidad de razonamiento y asociación de ideas, la rapidez mental y la concentración**.

El cerebro representa aproximadamente el 2 % del peso corporal, pero consume el 20 % de la circulación sanguínea y hasta un 40 % de la energía metabólica corporal. Su actividad metabólica es muy intensa, lo que nos da una pista sobre cuán relevante resulta su correcta recuperación ante los residuos tóxicos y los radicales libres que se producen con su actividad. Es por eso que debemos facilitarle el combustible adecuado para preservar y renovar su estructura.

Si a la atrofia cerebral propia de la edad sumamos un consumo habitual de hidratos de carbono refinados y de azúcar, el deterioro de las proteínas cerebrales será mayor (un hecho observable en los marcadores de la hemoglobina glicosilada y de la fructosamina). **Se ha podido comprobar que la gente que come estos carbohidratos refinados, especialmente a partir de los 50-60** años, muestra un proceso de atrofia cerebral el doble de rápido que las personas que no los consumen.

La adicción al dulce en edades avanzadas y el Alzheimer

A lo largo de más de treinta años de consulta he podido observar que una característica común de las personas que padecen **alzhéimer** es la **hipoglicemia** y la adicción casi compulsiva al azúcar, a postres de tipo flan, a lácteos blandos, a la bollería y repostería, alimentos que son, precisamente, claves en el deterioro del cerebro.

Un caso típico sería el de la persona de edad que deja de cocinar, por lo general porque no tiene a nadie a su cuidado y no se preocupa de cocinar para ella misma. Tanto mujeres como hombres empiezan a sustituir comidas más o menos completas y con nutrientes más o menos equilibrados por otras muy pobres en nutrientes: pan con un poquito de jamón de york para cenar; una pieza de fruta y una magdalena con un vaso de leche y una buena cucharada de azúcar o miel; un poco de pollo para comer, aunque si hay que cocinarlo se decantan por un poco de queso, jamón o embutido, que comen acompañado de patatas o de un trozo de pan blanco refinado con margarina o mantequilla y un postre, que suele ser un flan, un yogur azucarado, crema catalana o similares; y a media tarde un poco de chocolate o un biscote o un poco de pan con mermelada o miel... por ejemplo. Se trata de alimentos que no precisan cocción y que suelen estar basados en carbohidratos refinados, dulces, lácteos blandos que casi siempre se edulcoran, fruta (plátanos, naranjas, mandarinas, uva): todo muy rico en azúcares simples, sacarosa, fructosa, lactosa, glucosa...

Esta alimentación prioriza el dulce, que cuando es de origen polisacárido es hidratante y que con la edad, debido a la sequedad corporal que produce el envejecimiento, resultaría atractiva porque «compensa» la falta de hidratación. Sin embargo, al ser azúcares refinados, se trata de una dieta pobre en nutrientes que, de rebote, aumenta la sequedad interna y el desgaste y la pérdida de fluidos, y que hace que la sangre se regenere pobremente. Los picos de hiper e hipoglucemia de esta adicción al dulce aceleran el desgaste cerebral y metabólico. En ese círculo vicioso se encuentra parte de la población actual por encima de los 60 años.

Afortunadamente, es posible revertir esta tendencia con cambios en la dieta. Las mejoras en el estado cerebral gracias a una buena dieta se traducen en una buena capacidad de asociación de ideas, concentración y resistencia mental, así como del tono emocional y el humor. Incluso pueden mejorar algunas funciones neurológicas y afecciones como las crisis epilépticas. En este sentido, recuerdo dos casos muy ilustrativos. Tuve un paciente encantador diagnosticado de una rara enfermedad neurológica llamada esclerosis tuberosa, con un retraso mental muy bien llevado y crisis epilépticas severas, con síncopes. Este paciente había tenido a lo largo de su vida grandes traumatismos causados por estos desmayos súbitos. A los dos meses de comenzar la dieta, los síncopes prácticamente desaparecieron y, para sorpresa de la familia, la capacidad de organización temporal-espacial, de llevar la agenda y de fijarse en detalles, así como la memoria y la tranquilidad, mejoraron también de forma evidente.

También recuerdo el caso de un prestigioso arquitecto internacional de 50 años que trabajaba para una marca de lujo y se ocupaba de las tiendas de la firma en distintas ciudades del mundo. Sufría un importante deterioro y cansancio mental y pérdida de memoria. Creía que había perdido su capacidad mental y de trabajo debido a la edad. Al cabo de tres meses de tratamiento, el paciente explicaba que ya era capaz de cambiar mentalmente sin problemas de yenes a euros, a dólares y a rublos. Afirmaba que podía volver a rendir mentalmente como cuando tenía 35 años.

Una buena dieta nutre en profundidad nuestro cerebro. Como hemos visto a lo largo del libro, debe estar **basada en carbohidratos complejos: granos integrales, legumbres, semillas y verduras** con azúcares polisacáridos bien cocinados. Estos alimentos, junto con otros nutrientes necesarios, aportan energía de forma estable al cerebro. Promueven la entrada paulatina de glucosa en el torrente sanguíneo, desde los intestinos, lo que regula la glucemia para que no se dispare y no dañe las estructuras cerebrales ni metabólicas del organismo.

El cerebro necesita grasas de calidad

Por tanto, con una dieta adecuada nuestro cerebro se mantiene en forma. Por descontado, dentro de nuestro plan no caben ni el alcohol ni las drogas en general. Tampoco es recomendable el café, y debemos prescindir de las grasas *trans* (margarinas). Ahora bien, sí que debemos consumir grasas. **Más del 60 % del peso en seco del cerebro corresponde a las grasas, por lo que es primordial que éstas sean de alta calidad y que no se oxiden rápidamente.**

Recomiendo tomar **aceite de sésamo, de cáñamo, de calabaza o de nueces**, siempre ecológicos y de primera presión en frío. Se oxidan con rapidez, por lo que hay que conservarlos en la nevera y consumirlos rápido. Por otro lado, **desaconsejo el uso de aceite de lino**, en especial si se tienen problemas de tipo metabólico o estrés físico o depresión.

Hay estudios que demuestran que, si bien el aceite de lino es muy rico en ácido linolénico (AL), precursor de los omega 3, su ratio de conversión es de 10:1 (de AL a DHA **ácido docosahexaenoico**). Si hay problemas de tipo metabólico o estrés físico o enfermedades o depresiones, está contraindicado. Además, el aceite de lino también puede producir problemas digestivos, y un exceso de ácido linolénico en sangre se ha relacionado con un mayor riesgo de cáncer de próstata.[*] También hay que moderar el consumo de semillas trituradas, pues más de cuatro cucharadas soperas al día podrían producir bocio.[**]

[*] A. P. Simopoulos, A. P., «Essential fatty acids in health and chronic disease», *The American Journal of Clinical Nutrition*, 1997, 70 (suppl. 3): 560S-569S.

[**] Giovannucci, E., *et al.*, «A prospective study of dietary fact and risk of prostate cancer», *Journal of the National Cancer Institute*, 1993, 85: 1571-1579.

23

El sobrepeso tiende a menguar nuestro cerebro. Cómo frenar el deterioro cognitivo

Cuando metabolizamos y acumulamos carbohidratos y azúcares refinados en forma de grasa, ésta se deposita en diferentes zonas del cuerpo:

- La grasa de la fruta se instala más en las zonas altas del cuerpo.
- La grasa del pan y de otros cereales refinados, en la zona del tronco y en el abdomen.
- La grasa de origen animal, en los órganos centrales y profundos y en la parte inferior del cuerpo, las nalgas y los muslos.

Está bien documentado que cuanta más grasa visceral tenemos (que es la que se acumula en los órganos) y cuanta más grasa hay en la cintura en relación con la cadera, más pequeñas son las estructuras cerebrales. Dicho de otra manera: cuanta más barriga, menor es la estructura del cerebro que se ocupa de la memoria, el hipocampo.*

La memoria depende de la función del hipocampo, una

---

* C. Geroldi *et al.*, «Insulin resistance in cognitive impairment», *Archives of Neurology*, 2005, 62 (7): 1067-1072, capítulo 4, h. 17.

estructura cerebral sumamente importante, puesto que también tiene que ver con la capacidad de aprendizaje. Cuando se reduce el hipocampo, la memoria también declina. Asimismo, se ha visto que cuanta más grasa corporal hay, más crece la tendencia a padecer pequeños infartos en el cerebro, que están muy relacionados con el declive cognitivo. **Estos resultados coinciden con la evidencia creciente que asocia la obesidad, la enfermedad vascular y la inflamación con el declive cognitivo y la demencia.***

Un estudio realizado por la Universidad de UCLA (Los Ángeles) mostró un seguimiento de las imágenes cerebrales de 94 personas que habían alcanzado los 70 años. La gente obesa con un índice de masa corporal mayor de 30 tenía como media un 8 % menos de tejido cerebral, y la mayor parte del tejido perdido pertenecía la zona del lóbulo frontal y temporal, que son las áreas que controlan la toma de decisiones, acumulan memoria y coordinan el lenguaje, y donde se produce la reflexión y la asociación de ideas.

La grasa, sobre todo la que queda instalada en nuestros órganos, se comporta como un órgano endocrino, produciendo hormonas y factores que inflaman el organismo. De hecho, la grasa visceral está considerada como un órgano endocrino aparte, un órgano hormonal. Más allá de ser un problema estético o no, la grasa acumulada es un problema metabólico importante, que como vemos repercute directamente en nuestro estado cerebral y mental.

* F. Item y D. Konrad, «Visceral fat and metabolic inflammation: the portal theorie revisited», *Obesity Reviews*, 2012, 13 (XII): 530-539.

ALIVIAR EL DETERIORO COGNITIVO

El deterioro cognitivo asociado a la grasa corporal puede aliviarse si se baja de peso, siempre que se adelgace gracias a un cambio dietético, no por hacer ejercicio. De ahí la importancia capital para la integridad de nuestro cerebro de cómo nos alimentamos, pues es lo que comemos lo que va a hacer que la resistencia a la insulina mejore. El ejercicio influye de una forma complementaria y es recomendable, pero es la dieta la que ayudará a regular la resistencia a la insulina.

La regeneración neuronal se puede estimular gracias a nuestro estilo de vida y a la alimentación. Recordemos algunos consejos:

- Disminuir la ingesta de carbohidratos refinados.
- Realizar una dieta basada en granos, verduras, hortalizas, legumbres, semillas, aceites de primera presión en frío, ricos en ácido linolénico y linoleico (omega 3 y omega 6).
- Seguir una dieta rica y variada en hortalizas y en las fuentes vitamínicas necesarias.
- Consumir pequeñas cantidades de **algas** y **pescado salvaje**.
- Consumir **frutas** de temporada ecológicas y de proximidad, lo menos hibridadas y lo menos dulces que sea posible.
- Tomar como mínimo 3 gramos de DHA al día.

A nuestro cerebro le gusta el DHA (omega 3)

Si estamos mal de salud o nos encontramos sometidos a estrés y/o tensiones emocionales, es posible que no se produzcan suficientes ácidos grasos omega 3 fundamentales, sobre todo el DHA. Podríamos decir que el DHA se ocupa de la estructura de la inteligencia, puesto que también permite, junto con una hidratación y una nutrición adecuadas, que el volumen cerebral no mengüe, que el cerebro no se atrofie y que la interacción entre las neuronas sea fluida.

El desgaste y la desnutrición progresiva del cerebro debido a los malos hábitos nutricionales, a dormir poco (menos de siete u ocho horas al día) y a consumir alcohol, drogas y café, hace que la interacción neuronal se entorpezca y dificulte la asociación de ideas y el mantenimiento de la inteligencia y la cognición.

Dado que el DHA representa aproximadamente el 30 % del peso en seco del cerebro y es básico para su regeneración, **aconsejo tomar al menos 3 gramos al día. El DHA tiene origen marino**, procede del pescado y de algunas algas, aunque deberíamos poder sintetizarlo desde el ácido linolénico procedente de las semillas. Esto es bastante inusual, puesto que en la actualidad el metabolismo se ve mermado por deficiencias nutricionales y estrés hepático. Así pues, suplementarnos con DHA se convierte en imprescindible, especialmente para los hombres, que tienen menos capacidad de producirlo que las mujeres.

Todos los pescados grasos, como el **salmón salvaje de Alaska**, la **sardina**, la **caballa** y el **rodaballo**, son ricos en DHA. También el consumo regular de **alga kombu** puede aportar DHA y otros omegas. Quienes no deseen o no puedan incluir el pescado en su dieta, deberían tomar complementos de DHA obtenido a partir de algas.

24

Otros alimentos para mantener el cerebro en forma

En la medicina tradicional china se conoce el **cerebro como el «mar de la esencia»,** porque existe un vínculo muy estrecho entre la esencia y la capacidad intelectual y de concentración, la fluidez mental, el volumen de recursos mentales y la capacidad para reflexionar o recordar, entre otras funciones. Por eso, una **alimentación rica en nutrientes que generen esencia posnatal es fundamental para mantener el cerebro en forma.** Hablo en detalle de la esencia en el capítulo «La importancia de la esencia», por lo que aquí sólo haré un breve recordatorio. Tenemos por un lado la **esencia PREnatal,** que nos viene dada a través de la concepción, el embarazo y la primera lactancia. Es limitada y en la tradición médica oriental se considera que permite la regeneración de nuestros tejidos a lo largo de nuestra vida. Sin embargo, en cada acto vital consumimos una pequeña cantidad de ella. La **POSnatal** la extraemos de la excelencia alimentaria, y si disponemos de una buena reserva de ésta, podremos preservar al máximo la esencia prenatal.

La esencia posnatal proviene de alimentos de calidad: productos del mar, como pescado y algas, cereales integrales en grano, semillas y legumbres, que tienen la capacidad de germinar, de dar vida y regenerarse. De ahí que la esencia posnatal ayude a regenerar cualquier estructura. También ayudan a potenciar la esencia posnatal los alimentos ricos en fosfolípidos, como la **soja**, en especial la **lecitina de soja**. Es muy importante que sea de calidad IP (Identidad Preservada), que garantiza que no es transgénica. Se pueden tomar hasta 4 o 6 gramos al día, el equivalente a dos cucharaditas de postre. Además, está muy relacionada con la producción de acetilcolina, que es un neurotransmisor beneficioso para la memoria, la transmisión neuromuscular y un buen tono de relajación general en el cuerpo.

La acetilcolina necesita de los fosfolípidos que se encuentran en la lecitina de soja o en el pescado (**sardinas**) y también en el **tofu**, el **tempeh** y las **nueces**, todos ellos recomendables dos o tres veces por semana. Otro alimento rico en este componente es el **sésamo**, que conviene comer triturado en forma de gomasio o ligeramente tostado y triturado, unas dos cucharadas soperas diarias.

El marisco también contiene fosfolípidos, pero no es aconsejable por su alto índice de contaminación. El **krill**, que es un micromarisco marino del que se alimentan las ballenas y que se usa también para consumo humano, es muy rico en fosfolípidos y no está tan afectado por metales pesados, pero tiene un exceso de ácido fitánico, por lo que debe estar filtrado para poder ser consumido.

También hay que consumir regularmente **aceites de primera presión en frío**, ricos en ácidos grasos, tanto en omega 6 como en omega 3. Una buena fuente de omega 6 es el **aceite de sésamo**, por ejemplo, y aunque hay más fuentes de ácido linoleico, que es el precursor del omega 6, en la mayoría de los vegetales, el aceite de sésamo es una buena fuente porque es muy estable y se rancia con dificultad; se pueden consumir de dos a tres cucharadas al día. Sin embargo, más importante para el cerebro que los omega 6 son los omega 3 del ácido linolénico proveniente de las semillas, el pescado y las algas, como hemos descrito en el capítulo anterior. Especialmente interesante es el aceite de onagra, rico en ácido gamma linoleico, y del que al menos recomiendo 2 gramos al día.

Dado que el cerebro tiene una gran actividad metabólica y se producen muchos procesos oxidativos y radicales libres que dañan los tejidos, cuanto más rica en antioxidantes es nuestra dieta, mejor es para el cerebro. Es decir, nos conviene procurarnos de alimentos que aporten electrones. Los **granos**, las **semillas**, las **legumbres** no procesadas, las **verduras frescas ecológicas** y algunas **frutas son ricas en electrones antioxidantes. Una dieta basada en este tipo de alimentación fresca, local, viva, ecológica y de la temporada puede ayudar a compensar el exceso de radicales libres que se produce a nivel cerebral**.

También es muy importante el aporte de **vitamina D**, cuyos niveles en la población son bajos, inclusive en los países con una gran cantidad de sol al año. Aunque su concentración en sangre normal se estima en 30 nanogramos/ml, lo recomendable es establecerse alrededor de 80 nanogramos/ml, porque la vitamina D es más que una vitamina: actúa como una hormona necesaria para el funcionamiento óptimo del cerebro y ayuda a mantener la capacidad cognitiva y anímica (en casos de autismo o Alzheimer, por ejemplo). Niveles elevados de vitamina D pueden ayudar a acelerar la velocidad de procesamiento cerebral. Como suplemento, se pueden tomar entre 2.000 y 3.000 UI al día durante dos meses, hacer un test sanguíneo y ajustar la dosis de tratamiento cada dos meses hasta mantener un nivel constante de aproximadamente 80 nanogramos/ml en sangre, y si no hay exposición al sol (los filtros solares impiden la formación de vitamina D).

Otros nutrientes fundamentales para el cerebro son los **aminoácidos**, que regeneran la estructura cerebral estimulando la formación de neurotransmisores, que son los mensajeros que unen neuronas entre sí y por tanto permiten la transmisión nerviosa en el cerebro.

Para tomar una cantidad suficiente de aminoácidos necesitamos proteína como mínimo dos veces al día, aproximadamente entre un 10 y un 20 % del volumen total de la comida, y si es posible de origen vegetal y, obviamente, rica en todos los aminoácidos esenciales. Podemos obtenerlas de:

- **Legumbres**, siempre que estén complementadas con cereal integral, dado que el cereal integral tiene los aminoácidos esenciales que le faltan a la legumbre y viceversa, para así poder formar proteína de alto valor biológico.
- **Semillas**, cuyos aminoácidos se complementan con los de las legumbres y los cereales, especialmente el

sésamo, que tiene una gran cantidad de triptófano, un aminoácido difícil de encontrar en los alimentos y necesario para la formación de serotonina y de otros neurotransmisores básicos en el funcionamiento cerebral.

- **Derivados de la soja**, fermentados o elaborados artesanalmente, como **el tofu o el tempeh.**
- **Pescado blanco o azul salvaje.**
- **Seitán** de trigo, espelta o kamut. Algas azul-verdosas del lago Klamart®.
- **Moderada cantidad de huevo ecológico** preferentemente pasado por agua, tres minutos hervido, en especial durante el crecimiento infantil.

La cúrcuma

En particular, la **cúrcuma** favorece la actividad cerebral y la regeneración celular, sobre todo cuando hay sobrepeso. Hay una enzima en el organismo denominada «glutatión reductasa». Su función es eliminar los radicales libres del cuerpo, que abundan en el cerebro. Se ha intentado aumentar su producción de muchas maneras, tomándola por vía oral, y se ha probado que no funcionaba igual de bien que tomando luego sus precursores, que son el aminoácido cisteína, la glutamina y el ácido alfa lipoico. En este sentido, está comprobado que a nivel genético se estimula la producción de glutatión reductasa consumiendo cúrcuma, rica en el alcaloide curcumina, su principio activo.

Existen dos tipos de cúrcuma: la **cúrcuma rizoma y la cúrcuma raíz.** La rizoma es de naturaleza tibia y la raíz es neu-

tra. La primera puede usarse para tratar problemas metabóli-
cos, como la tendencia al sobrepeso o el metabolismo ralenti-
zado. Sin embargo, las personas más delgadas y con tendencia
más nerviosa y calórica, con calor interno, deben consumir la
cúrcuma de raíz, puesto que la rizoma puede secar demasiado
y aumentar la temperatura interna del hígado. Sin embargo, la
cúrcuma de raíz no es fácil de encontrar.

La cúrcuma está muy indicada cuando se toman alimentos
grasos, pero si la dieta es muy baja en grasas saturadas, en
lácteos y en grasas y proteínas de origen animal, no es tan necesaria. Es antibacteriana y antiparasitaria pero, como hemos
planteado, es más conveniente para metabolismos con más
humedad y estancamiento de la energía que para metabolismos más secos.

25

Las intolerancias alimentarias

A menudo me preguntan en la consulta por la intolerancia al gluten y, en concreto, si las personas que la padecen pueden comer seitán. Es cierto que el seitán de trigo es rico en gluten y que las personas alérgicas deben evitarlo; sin embargo, según mi experiencia, en los casos de intolerancia **el seitán sienta bien y es una buena fuente de proteína si está cocinado durante al menos una hora, de manera que quede realmente tierno, blando y fácil de digerir, y tras dos o tres meses de una alimentación que refuerce el sistema digestivo**.

El verdadero inconveniente del gluten, en mi opinión, es que no sólo es indigesto, sino que, **combinado con azúcar y lácteos, grasas saturadas o *trans* y aditivos y químicos varios** en forma de bollería y derivados o pizzas o en pasta, comido con salsas con crema de leche y mantequilla, sofrito con azúcar (salsa de tomate) o carne (boloñesa)... reduce muy significativamente la energía digestiva e incrementa la permeabilidad intestinal y la intolerancia digestiva, ya que no conseguimos digerir y asimilar bien alimentos de naturaleza tan fría, tan pesada, indigesta y desnaturalizada.

En pacientes con problemas neurológicos y/o con un sistema digestivo muy débil, es recomendable librarse del gluten al principio del tratamiento, pero al cabo de cierto tiempo se puede incluir el seitán muy bien cocinado (con jengibre, comino y alga kombu, por ejemplo), durante 60 minutos como mínimo.

En caso de intolerancia al gluten, recomendamos comer cereales en grano como la **avena**, la **quínoa**, el **mijo**, el **trigo sarraceno**, el **amaranto** y el **arroz integral**, **rojo** o **salvaje**. Algunos de ellos no son cereales, sino gramíneas, pero ejercen como tales, como la quínoa y el trigo sarraceno. Si hay intolerancia al gluten de forma esporádica, en verano también podemos tomar **cuscús** o **pasta**, pero idealmente deberíamos hacer ejercicio después, puesto que conducen a la hiperglucemia, igual que el pan integral. El pan «empana», produce cierta deriva mental, dispersión, aunque esté hecho con harinas integrales y con levadura madre que, por otra parte, son requisitos imprescindibles para comer pan de calidad suficiente y estabilizar el nivel de glucosa en sangre. En este sentido, el pan alemán, hecho con el grano y poca harina, es el más saludable.

Las harinas contribuyen a que perdamos concentración, a la divagación mental, a pensar con poco sentido práctico y a una falta de conexión con la realidad y el presente, y debilita nuestra capacidad de síntesis y nuestra visión holística de las cosas. Pueden contribuir al deterioro, la atrofia y el declive cognitivo. Su abuso merma la fuerza digestiva.

Sobre los test de intolerancia alimentaria

Está de moda hacerse un test de intolerancia alimentaria para ver a qué alimentos tenemos intolerancia, observando los índices de los anticuerpos IgG (inmunoglobulina). En general, estos test son interesantes, pues conciencian de la importancia de lo que comemos, pero no suelen tener mucha aplicación clínica si no hay un verdadero fortalecimiento digestivo, puesto que cuando hay permeabilidad intestinal siempre suele aparecer reactividad a los alimentos con los que el organismo entra en contacto.

Si se cambian los alimentos pero no se tonifica la pared intestinal y la fuerza digestiva, se perpetúa la condición de permeabilidad, y con el paso del tiempo otros nuevos alimentos incluidos en la dieta provocarán intolerancias alimentarias. Es necesario tratar el problema de fondo, que es la deficiencia importante de energía digestiva o deficiencia de energía en el bazo, como lo denomina la medicina tradicional china, y ayudar a la regeneración de la mucosa y la flora intestinales.

El combate contra los radicales libres

El deterioro digestivo crónico se traduce en una mala absorción de los nutrientes, en la permeabilidad intestinal con el paso de moléculas que no están bien digeridas al torrente sanguíneo y en la falta de estimulación del denominado eje hipofisario-gonadal, en que no hay una buena carga bioeléctrica desde el cerebro hasta las gónadas, en la zona pélvica.

Esa carga bioeléctrica nutre y carga el sistema digestivo y el organismo, así que cuando la energía queda bloqueada en el abdomen, sin fuerza para alcanzar la parte inferior del cuerpo, se pierde fuerza digestiva y surgen problemas circulatorios en las piernas.

A su vez, la falta de flujo energético y carga bioeléctrica hace que el cerebro no funcione de forma adecuada. Este proceso de la energía se da paralelamente al bioquímico y nutritivo que tratamos, por ello **el ejercicio físico** moderado (por ejemplo, andando o marchando) estimula el eje hipofisario-gonadal, el recorrido de la energía desde el cerebro hasta las partes bajas del cuerpo y viceversa, y ayuda a combatir los radicales libres al revitalizar, aumentando el flujo de electrones y energía en nuestras células. Eso sí, si el ejercicio es extenuante conseguimos el efecto contrario al deseado, puesto que desgastamos el organismo, produciendo más radicales libres.

Cuando hablamos de combatir radicales nos referimos a aumentar esta carga electrónica, que puede venir del **ejercicio** adecuado, del **alimento** vivo, fresco, ecológico, del **aire** (si está bien cargado electrónicamente, es decir, aire puro de la montaña o del mar) o del agua marina o dulce pura, cristalina de manantial (hoy en día disponemos de mecanismos para hacer agua potable de muy buena calidad en casa).

Ejercicio físico y bienestar cerebral y orgánico

A los cambios en la dieta hay que añadir los de estilo de vida. El **ejercicio físico aeróbico regular** estimula esta neurogénesis. Movernos a diario, andar o una actividad aeróbica razonable oxigena el cerebro y estimula el recorrido de la energía por nuestro cuerpo, ayudando a mantener la masa cerebral y evitando o disminuyendo su atrofia. También es aconsejable hacer **ejercicio anaeróbico** moderado, que no produzca desgaste y disminución de los recursos biológicos por exceso de esfuerzo y desgaste. Este tipo de actividad física contribuye a segregar hormonas como la testosterona, importante para aumentar nuestro nivel de energía.

27

El pensamiento obsesivo y su relación con la esencia y la constitución

En general, **cuando nos obsesionamos con algo, ya sea una idea o una emoción, y no podemos variar nuestra gama de pensamientos, percepciones o ampliar el abanico de nuestras asociaciones mentales, podemos decir que estamos en una condición excesivamente yang**, en la cual nuestra mente no goza de flexibilidad mental y neuronal para crear nuevos circuitos. La constitución de la persona puede condicionar cierta tendencia al pensamiento obsesivo y excesivo, en concreto los **excesos, los déficits y los desequilibrios alimentarios durante el embarazo y la lactancia, o el hecho de que los padres consumieran alcohol o drogas previamente. Estos aspectos determinan la fortaleza de la esencia prenatal del niño**. La óptima cantidad y calidad de la esencia hace posible que el espacio interneuronal del cerebro sea lo suficientemente amplio como para que se den interacciones neuronales y asociaciones que permitan circuitos más variados de reverberación y de creación de ideas. Cuanto más seca de esencia está la masa cerebral, más tendencia habrá a que los circuitos neuronales sean repetitivos y, así, a la obsesión. De ahí la importancia de reponer constantemente los nutrientes de nuestro cerebro.

La deficiencia de esencia prenatal se puede detectar observando las orejas:

1. Un lóbulo grande y que cuelga indica, según la medicina tradicional oriental, un aporte de esencia prenatal suficiente, que ha habido una transferencia de nutrientes, minerales y ácidos grasos esenciales suficiente para la formación abundante de esencia y masa cerebral durante el embarazo y la lactancia.

2. Si los lóbulos son pequeños, la reserva es menor, lo que conlleva una mayor susceptibilidad a cualquier agente que disminuya las cantidades y la proporción de ácidos grasos, minerales y otros nutrientes en el cuerpo y en el cerebro.

3. Por último, las orejas sin lóbulos indican un déficit de esencia prenatal y de omegas y minerales desde el embarazo. Las personas con poco lóbulo necesitan el ejercicio físico de una forma sistemática para estimular el flujo de energía, circulatorio y linfático por el cuerpo. Suele ser gente con fisonomías agradables debido a que tienen dificultades para acumular residuos mórbidos en el cuerpo, porque no les sienta bien o les genera problemas. Por este motivo buscan, de manera intuitiva, mejorar su dieta. Se dan cuenta de que hay cosas que no les sientan bien y necesitan del deporte, una buena manera de quemar grasas y de ayudar al funcionamiento de los emunto-

rios, o sea, las vías de eliminación de toxinas en el cuerpo que se activan con el ejercicio. En estos casos recomendamos la práctica de deporte moderado con regularidad, especialmente si trabaja las piernas o la parte inferior del cuerpo, ya que ayuda a una mayor toma de tierra y a una menor actividad psico-cerebral, lo que reduce la obsesión y favorece el control del continuo mental.

DIAGNÓSTICO DE LA RESERVA DE ESENCIA PRENATAL

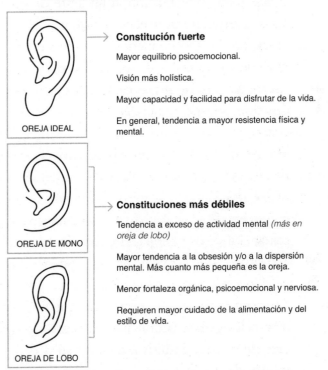

OREJA IDEAL

Constitución fuerte

Mayor equilibrio psicoemocional.

Visión más holística.

Mayor capacidad y facilidad para disfrutar de la vida.

En general, tendencia a mayor resistencia física y mental.

OREJA DE MONO

OREJA DE LOBO

Constituciones más débiles

Tendencia a exceso de actividad mental *(más en oreja de lobo)*

Mayor tendencia a la obsesión y/o a la dispersión mental. Más cuanto más pequeña es la oreja.

Menor fortaleza orgánica, psicoemocional y nerviosa.

Requieren mayor cuidado de la alimentación y del estilo de vida.

Según la medicina oriental, el lóbulo indica la reserva de esencia, sales minerales, ácidos grasos esenciales, omega 3 especialmente, y omega 6 además de otros lípidos, nutrientes y la reserva de células madre corporales.

Las constituciones con menor proporción de esencia prenatal son más sensibles si se consume **alcohol, drogas o azúcar**, que como sabemos desgastan la esencia del cuerpo. Si además del azúcar se comen demasiados **carbohidratos simples** (fruta, patatas, pan blanco, etc.), que agotan la cantidad de minerales, vitaminas y ácidos grasos y acidifican el sistema, no dispondrán de los necesarios nutrientes y de las grasas adecuadas para aportar al cerebro, con la consiguiente tendencia a la deficiencia y la falta de concentración, el pensamiento sesgado, la falta de retentiva..., y si se combina con exceso de sal y proteína animal, al pensamiento obsesivo.

A estas personas también les afectan especialmente **las condiciones de trabajo extremas** y las **toxinas medioambientales y emocionales**, que bloquean los sistemas enzimáticos, y sobre todo a nivel cerebral y hepático. También ejerce mayor influencia nociva la **luminiscencia de las pantallas** de los ordenadores, los móviles y similares sobre los ojos y el cerebro, ya que la luz produce sequedad, desgaste y gran cantidad de radicales libres, y disminuye así el *pool* de fluidos, ácidos grasos omega 3 y otros lípidos, así como la reserva hepática de sangre, según mi experiencia clínica.

28

La tendencia obsesiva y los distintos climas

A todo lo anterior habría que añadir otro factor: el clima.

El clima puede tener una influencia importante, dependiendo de lo que comamos, a la hora de ponernos a pensar.

En **regiones cálidas, calientes y meridionales que disfrutan de una atmósfera ligera y expansiva, con un consumo alto de proteína animal y sal**, el flujo energético y circulatorio queda comprometido y vemos una mayor tendencia hacia la obsesión, incluso radical y agresiva, dependiendo del sustrato personal y de qué tipos de alimentos se combinen en la dieta.

Como ejemplo, la combinación de carne y azúcar puede llevar al pensamiento obsesivo, continuo, sesgado, poco ecuánime y objetivo, y la combinación de carne y alcohol o de carne y picante puede favorecer la violencia. En los países musulmanes, por ejemplo, la religión prohíbe el consumo de cerdo y alcohol, pero en realidad es una imposición muy acertada desde el punto de vista energético, puesto que tanto la condición extremadamente caliente del alcohol, como la carne de cerdo, muy histamínica y muy reactiva desde el punto de vista calorífico en el cuerpo, no son recomendables en climas tan cálidos, porque pueden llevar a una exagerada condición de contracción y sequedad a nivel de hígado y, por lo tanto, a un exceso de calor en la zona hepatocardíaca, con tendencia a la ansiedad, a alteraciones psíquicas y a la agresividad.

La zona menos aconsejable para consumir proteína animal es la tropical, que es la más caliente y con una atmósfera más expansiva. En el trópico, la carne puede ser causa de una excesiva contracción orgánica y de una tendencia más obsesiva o materialista o aficionada a lo concreto. La mejor dieta estaría basada en los vegetales, las frutas y los cereales de la región, es decir, lo que se ha consumido hasta hace pocas décadas, dado que la carne era más difícil de obtener para su consumo sistemático.

En los climas nórdicos, la adaptación al clima frío requiere más ingesta de proteína animal. No obstante, muchas veces se exagera este consumo de proteína animal, lo que revierte en poca variedad de pensamientos, ideas, entradas intelectuales o flexibilidad en la percepción de distintas posibilidades existenciales.

En los climas nórdicos consumir carne puede traducirse en un exceso de positivismo, materialismo, uniformidad de tipo artístico, social, cultural, afectivo y sensorial. En general, tomar demasiada proteína animal, sal y, para compensar la contracción que provocan, azúcar, frutas tropicales, frutas, refrescos, alcohol, cannabis o hachís, edulcorantes de cualquier tipo, etc., **estimula el pensamiento obsesivo** y, a su vez, causa tendencia depresiva o dispersión y desorden mental; así, por ejemplo, con la intención de controlar el caos mental se pueden desarrollar manías con el orden y de otro tipo.

Pensamiento en círculo: el bloqueo del sistema digestivo

Cuando pasamos mucho tiempo dando vueltas a la misma cuestión sin sacar ningún tipo de conclusión y esta situación se repite, y volvemos una y otra vez al punto de partida sin resolver nada, estamos ante un signo de bloqueo digestivo que suele ser debido a la falta de energía por exceso de demanda digestiva. Por tanto, el pensamiento obsesivo o en círculo suele tener su base en una deficiencia a nivel orgánico, sobre todo digestiva, que afecta al estómago, al intestino y al páncreas.

Pensar todo el rato y de forma repetitiva en alguno de nuestros problemas, dificultades, intereses e insatisfacciones, por ejemplo en cómo nos trata el mundo o en cómo nos mereceríamos que nos tratase, o pensar en círculo sobre un problema o una situación en concreto, repitiendo constantemente el proceso mental y volviendo a empezar, implica cansancio digestivo crónico con estancamiento de la energía en la zona gastroduodenal, pancreática e intestinal. Este tipo de pensamiento obsesivo no es natural, por muy bien estructurado intelectualmente que esté.

Con el fin de romper el círculo vicioso, nos interesa trabajar una **relación empática y desinteresada** hacia los demás, más altruista, y generar proyectos, planes e ideas para el entorno, la familia y la sociedad. Podemos beneficiarnos también del **ejercicio físico** y el deporte para fortalecer la digestión, recuperar la energía y que circule de nuevo por todo el organismo.

No olvidemos que el fundamento de la obsesión, la fijación de ideas y la estrechez mental está también en el déficit nutricional y en una falta de flujo adecuado bioeléctrico y de neurotransmisores a nivel cerebral y, por lo tanto, también a nivel corporal.

Y, por supuesto, podemos reconsiderar nuestros hábitos alimentarios, eliminando de la dieta:

- El exceso de **carnes, embutidos, huevos**, beicon, panceta, salsa de soja, sal o salazones.
- Las cocciones de tipo **barbacoa**, brasas, **alimentos secos y cocciones muy largas** que chamusquen o tuesten demasiado el alimento.
- Las **grasas saturadas y *trans*** de los lácteos duros y las margarinas, por su efecto productor de radicales libres que dañan el cerebro.
- **El azúcar, el alcohol y los edulcorantes químicos**, no sólo por el robo de nutrientes y el daño que producen a nivel neuronal, sino porque también afectan al sistema digestivo.
- El **exceso de frutas y de alimentos crudos** también baja la fuerza digestiva si nuestro fuego interno es débil, invitando al pensamiento en círculo y la indigestión.

- El exceso de comida. Sólo comer cuando hay hambre y quedarse a un 20 % de llenado, que en dos o tres horas vuelva el buen apetito.

Para mejorar el pensamiento obsesivo en general:

- Evitar **deportes agotadores** y en los **que trabajen pocos pares musculares**: por ejemplo, el ciclismo, la marcha o carrera de fondo extenuante. Cuanto más desgastante es el deporte, más tendencia obsesiva podemos tener y menos amplitud, visión holística y recursos mentales.
- Practicar un **deporte de movimientos variados, poniendo énfasis en la flexibilidad articular y muscular**, haciendo estiramientos y ejercicios, como el yoga o el taichí, en los que se tenga que flexibilizar y mover el cuerpo en direcciones distintas, así como deportes en grupo, **baile** y aquellas actividades deportivas que requieran una **orientación en el espacio**, combinando movimientos de distintos tipos con diferentes zonas del cuerpo.
- Intentar **reducir la pérdida de sangre menstrual**, porque indirectamente puede influir en el rendimiento mental. En el hombre, el **exceso de pérdida de fluidos** también puede debilitar las funciones cerebrales.
- **Evitar las drogas** (cocaína, hachís, cannabis, etc.).
- Evitar la exposición regular a **radiaciones electromagnéticas**. Poner atención a no acercar el móvil de

forma constante a la cabeza, a evitar los contadores telemáticos de electricidad (son de 30 a 40 veces más potentes que el wifi normal) u otras fuentes de contaminación electromagnética que puedan provenir de aparatos electrodomésticos, transformadores o líneas de alta tensión. Hoy en día existe mucha documentación científica que demuestra que la contaminación electromagnética puede afectar al sistema nervioso vegetativo y al cerebro.

- **Dormir de ocho a nueve horas al día.**
- La **música variada, los masajes**, los aromas de **aceites esenciales** fragantes como bergamota, jazmín, menta u otros aceites suaves, aromáticos, dulces y refrescantes, así como una diversidad de entradas sensoriales, contribuyen a mejorar el flujo energético, la carga hormonal y el flujo bioeléctrico en todo el organismo y el cerebro.
- Corregir la postura corporal de manera que la tendencia de la **cabeza** no sea bajar hacia delante, sino que se mantenga siempre lo más **erguida** posible entre los hombros, con el mentón ligeramente recogido, con el raquis recto, la **respiración** abdominal **fluida y los hombros relajados. La vista debe descansar de manera natural y ligera por encima de la línea paralela de los ojos.**

Dieta para evitar pensamientos obsesivos

- Un aporte diario de cantidades regulares de **hortalizas frescas de cultivo ecológico**, de **legumbres** y de **cereales en grano, integrales**, como arroz, arroz rojo, arroz salvaje, mijo, quínoa, trigo sarraceno y amaranto, contribuye a la salud de la flora intestinal.

- Un buen **complejo vitamínico B con minerales**, si es posible extraído de levaduras vivas (por ejemplo, un producto como el Zell Oxygen® Plus, u otros similares). Al menos hay que tomar una cucharada sopera diaria. Su efecto sobre el cerebro se nota rápidamente: el funcionamiento y la concentración son más fluidos y mejoran.

- Como ya hemos apuntado, son recomendables los **aceites omega 3, de DHA**, al menos 3-4 gramos diarios, de pescado o de algas. Hay que completarlo con al menos 2 o 3 gramos de omega 6 (aceite de onagra de cultivo ecológico: Bio Ener o Sura Vitasan, por ejemplo, son dos laboratorios recomendables). La toma de DHA es aconsejable en las depresiones normales, para el pensamiento obsesivo y el trastorno obsesivo compulsivo. **En cambio, es importante puntualizar que el DHA está contraindicado en caso de depresión bipolar.** En ese caso, aconsejo tomar **EPA**, 2 gramos al día. También es efectivo en la tendencia obsesiva.

- Las **semillas de girasol y de calabaza, y las nueces**; se pueden tomar peladas y crudas (si hay buena digestión) o un poco tostadas (más fácilmente digeribles).

- Comer unos 7 centímetros de **alga kombu** al día, una vez remojada y que haya hervido bien, hasta que se deshaga y quede blandita, lo que puede requerir al menos entre media hora y tres cuartos de hora de cocción. Se puede añadir a las legumbres, los estofados o los arroces.

- Que entre los nutrientes haya un **aporte de aminoácidos** suficiente, es decir, aproximadamente un 15 % del volumen total de comida al día tiene que ser **proteína**. Este punto es de gran relevancia. Si hacemos deporte, este porcentaje puede elevarse a entre un 20 y un 30 %. Lo ideal es que sea **proteína vegetal**, como legumbres, tofu, seitán y tempeh bien cocidos, o de vez en cuando pescado blanco salvaje, para reforzar la fortaleza física (puedes encontrar recetas en <www.nutricionenergetica.com> y en mi libro *Revitalízate*). Por su parte, el pescado azul no resulta tan efectivo en los casos de obsesión, por ser un pescado más yang, más contractivo y con más toxina y un poquito más difícil de digerir, aunque se podría tomar en pequeñas cantidades.
- Tomar una o dos cucharadas de postre de **lecitina de soja** al día para ayudar a producir acetilcolina y contribuir a la regeneración y la producción de membranas celulares neuronales.

29

Somatizar:
cómo las preocupaciones pueden hacerte enfermar

En la vida actual, en la que hay una gran cantidad de exigencias y cambios diarios, es fácil que sintamos estrés físico y psíquico. Nos manejamos con una sobreinformación que en otras épocas sería difícilmente concebible: desde que nos levantamos hasta que nos acostamos tenemos que lidiar con numerosas circunstancias y eventualidades para que nuestra vida discurra dentro de lo aceptable, de lo planificado, de lo deseable. **Esto puede llevarnos a sufrir problemas de salud, tanto funcionales como orgánicos.**

Se habla a menudo de los aspectos emocionales y psicosomáticos en la génesis de enfermedades como el cáncer y otras dolencias autoinmunes y degenerativas, así como en otros problemas de salud como los digestivos (úlceras de estómago y trastornos graves como colitis ulcerosa y otros). Pero la verdad es que se ofrecen pocos datos concretos para que podamos determinar cuándo una situación de estrés psicoemocional puede desencadenar una enfermedad importante o es tan sólo una preocupación más que nos desgasta, acidifica nuestra sangre y empeora nuestra calidad de vida.

Las tensiones y el agotamiento pueden repercutir en nuestra vida produciendo **menos claridad de ideas, cansancio, quizá cierta ansiedad o agobio, menor funcionalidad o alteración del apetito sexual, digestiones lentas y problemas con el sueño**. Quizá también sintamos cierta **irritabilidad** o nervios por el exceso de trabajo y la falta de momentos de sosiego y de tranquilidad, de espacios para estar con uno mismo y poder disfrutar de la naturaleza o de la compañía de los seres queridos o de la soledad amena. **Son esas situaciones que se arreglan con unas pequeñas vacaciones** o durmiendo bien tres días seguidos, puesto que la sensación de estrés no va acompañada de una problemática psicoemocional seria, sino que es fruto del desgaste y el cansancio de trabajar demasiado y de la necesidad de nutrición y descanso de calidad.

CUIDADO CON EL ESTRÉS PSICOEMOCIONAL

Sin embargo, hay cierto tipo de estrés que sí repercute en gran medida sobre nuestra salud, que conlleva un riesgo más preciso e implica un mayor sufrimiento desde el punto de vista psicológico. Para que un trauma o una situación de dificultad pueda somatizarse como una enfermedad degenerativa en nuestro organismo, deberían darse las siguientes cinco condiciones:

1. Que la situación nos resulte altamente perjudicial (o así lo percibamos y lo sintamos).

2. Que lo vivamos en soledad o no compartamos lo suficiente el problema.

3. Que la experiencia sea intensa; que sea algo realmente muy importante para nosotros.

4. Que no tenga una solución aparente.

5. Que produzca desazón, ansiedad e incomodidad emocional cuando pensemos en ella.

¿Cómo sabemos si realmente estamos ya somatizando esta situación difícil? Porque durante la fase en la que estamos preocupados por ese tema de gran peso en nuestra vida, relativo al trabajo, la familia, el cónyuge, las amistades, el territorio en que vivimos (la casa, el coche...) u otros aspectos vitales para nuestro bienestar, seguridad o supervivencia, el cuerpo y la mente están en alerta intentando encontrar la solución para resolverlo como sea. **Ese estado de alerta implica un exceso de tono vegetativo simpático y un estancamiento o bloqueo energético en el hígado**, definido por los siguientes síntomas:

- Tener las manos frías (si no toda la mano, al menos la parte posterior, en función del grado de tensión).
- Pérdida o alteración del apetito.
- Dificultades para dormir (pensando en el problema a menudo).
- Inquietud y preocupación. Ante la pregunta «¿Cómo te encuentras?», no podemos responder más que «Bueno, la verdad es que no muy bien», porque el tema nos quita la paz y nos incomoda internamente.

- En la primera fase de somatización del problema, pérdida de peso por falta de apetito y estrés vivencial (y exceso de simpaticotonía).
- Pueden aparecer problemas de orden digestivo causados por el estancamiento de chi en el hígado.
- Alternancia de diarrea y estreñimiento, anorexia, dificultad para «bajar la comida», acidez, reflujo, eructos, gases o distención abdominal. Es decir, un estado del organismo dominado por el sistema nervioso-simpático = estrés = contención emocional y bloqueo energético en el hígado.

Distintas personas pueden somatizar la misma situación traumática en órganos distintos

El dónde y el cómo somatizamos está más en función de nuestra percepción personal que de la situación externa que provoca el conflicto. Seis personas, ante una misma situación, desarrollarán somatizaciones distintas, según su constitución y sus debilidades orgánicas, influidas a su vez por su educación y su experiencia vital. Imaginemos que esas cinco personas sufren la misma situación: su jefe las amenaza constantemente con despedirlas. La **primera** puede que se contraríe y no «digiera» la situación, y que produzca una gastritis o una úlcera duodenal; la **segunda** puede que se sienta desvalorizada y poco importante, que piense que la van a echar porque no está haciendo bien las cosas, y somatizará en los huesos (osteoporosis o pérdidas en la sustancia del tejido músculo-esquelético: esguinces, lesiones ligamentosas espontáneas, artritis o tendinitis espontáneas); la **tercera** puede que se sienta injustamente tratada por la vida y por el jefe, con lo cual somatizará en el intestino grueso; la **cuarta**, si es una mujer y ve connotaciones machistas y lo vive como conflicto de género, podría somatizarlo en el endometrio (la mucosa que recubre el interior del útero); una **quinta** puede que padezca lo que hemos descrito como miedo territorial o miedo escénico y somatice en los bronquios; y una **sexta** en buen estado de forma y con recursos puede que no somatice nada.

La somatización se suele producir en los órganos más débiles del individuo, cuyo contenido emocional a menudo suele haber sido exaltado en las situaciones traumáticas más intensas que hemos valorado.

Cómo desmontar la somatización

¿Qué hay que hacer si se cumplen estas condiciones para somatizar? Lo recomendable es tomar las siguientes medidas:

- Primero, **compartirlo con personas de confianza** que estén dispuestas a escuchar y quizá a aportar su buen criterio en busca de una solución. Una opción es, cómo no, recurrir a un psicólogo o especialista que eche una mano para poder resolver la problemática. A veces, aunque no la solucione, el solo hecho de poder explicar la situación vivida reduce la masa conflictual. Éste es uno de los valores importantes del psicoanálisis, en mi modesta opinión, y de otras «terapias» en que la persona verbaliza y expresa, comparte y descarga, como la confesión religiosa.

- Después, intentar **relativizar el problema** y distraerse. Y como dice el Dalai Lama: «Prepárate para lo peor, pero espera lo mejor». Cuando la problemática es de tipo afectivo, a menudo conviene **abrir la puerta a otras relaciones** y no jugárselo todo a una sola apuesta. Así, se quita importancia y se relativiza la relación frustrada. Tomar distancia de la situación, un viaje o un cambio de escenario también puede servir para aligerar la psicosomatización.

- **Mantener la «esperanza» en que el problema se solucionará. Esto ayuda de forma maravillosa a desmontar el esquema de la somatización, puesto que si hay solución, no hay somatización.** La problemática que estamos intentando resolver puede o suele tener cierto aspecto de apego y autointerés (a veces escondido), bien sea afectivo, económico o circunstancial. Por eso el desapego es otro factor importantísimo para diluir la somatización. **El desapego hacia el propio interés es la base para que surja la caridad, o sea, el amor y la compasión, que son un excelente ingrediente para disolver o aliviar cualquier entramado psicoemocional de intereses y necesidades.**

- Debemos observarnos y poner en práctica la **autoconciencia** y el **autoconocimiento**. Quien, por ejemplo, tiene tendencia a desvalorizarse y es capaz de ver cómo reacciona ante el comentario de una persona o ante una situación, el mero hecho de percibirlo mientras sucede puede ser una estupenda autovacuna frente a la somatización. Se trata de percibirlo desde un plano de conciencia superior al plano emocional o racional, y así relativizarlo.

- **Una alimentación saludable es de gran ayuda para que las situaciones se vean con mayor optimismo y sana benevolencia.** No olvidemos que al final lo que hace que algo se somatice y por lo tanto sea peligroso para nuestra salud no es la situación en sí misma, sino cómo la vivimos. Y eso depende de nuestros recursos personales, que están directamente ligados a nuestra calidad biológica y humana, y a nuestros recursos mentales, emocionales y espirituales. Si contamos con más recursos, podremos gestionar con más facilidad y solvencia las situaciones de mayor estrés y no somatizar.

- En situaciones en las que se vive una situación preocupante y grave, importante, resulta crucial cuidarse para conservar la máxima energía y lucidez. Todo suma, y mantener una mejor condición física y mental ayudará a que **la riqueza interior, la riqueza espiritual, la densidad interior conquistada a lo largo de la vida, la capacidad de introspección, nuestra fortaleza y nuestros valores éticos puedan ayudarnos a no desesperar y a confiar**.

He visto a personas en situaciones realmente graves, tanto personales como familiares, que gracias a su fe y a su buena disposición hacia la vida y los demás, su excelente calidad interior, su vida espiritual, su confianza en la providencia y sus recursos internos han podido pasar de puntillas sin llegar a somatizar una enfermedad degenerativa grave. Por el contrario, también he visto a personas en situaciones intrascendentes viviéndolas como una tragedia, dándoles una importancia desmesurada y, por ello, sufriendo todas sus consecuencias.

Nota final del autor

Espero y deseo que el libro te haya resultado útil para entender mejor tus estados emocionales y para gestionarlos mediante la alimentación. Como entiendo que algunas personas no están acostumbradas a comprar y cocinar algunos de los alimentos o productos que se mencionan en el libro, debido a que son todavía poco habituales en nuestra dieta, he incluido recetas y recomendaciones en la siguiente página web: <www.nutricionenergetica.com>, así como en <www.jorgeperezcalvo.com>.

Bibliografía y enlaces de interés

Bridges, L., *Face Reading in Chinese Medicine*, Londres, Churchill Livingstone, 2012.

Campbell, T. C., *El Estudio de China*, Málaga, Sirio, 2013.

Cass, H. (M. D.), y Holford, P., *Natural Highs: Feel Good All the Time*, Nueva York, Avery, 2002.

Chia, M., *La pareja multiorgásmica*, Madrid, Neo Person, 2001.

—, *El hombre multiorgásmico*, Madrid, Neo Person, 1997.

—, *Amor curativo a través del Tao. Cultivando la energía sexual femenina*, Madrid, Mirach, 1993.

—, *Secretos taoístas del amor. Cultivando la energía sexual masculina*, Madrid, Mirach, 1991.

Christie, J. S., *Los aceites omegas en la alimentación*, Barcelona, Urano, 1993.

Colbin, A. M., *El poder curativo de los alimentos*, Teià, Robinbook, 1993.

Descamps, H., *Hippocrate avait raison*, Saint-Pierre-Eynac, KI, 1989.

Dufty, W., *Sugar Blues*, Barcelona, ATE, 1977.

Enzinger, C., *et al.*, «Risk factors for progression of brain atrophy in aging. Six years follow-up of normal subjects», *Neurology,* 2005, 64 (10), 24 de mayo.

Erasmus, U., *Fats that Heal, Fats that Kill*, Burnaby (Canadá), Alive Books, 1993.

Flaws, B., *Princess Wu's Look*, Boulder (Colorado), Blue Poppy Press.

Geroldi, G., *et al.*, «Insulin resistance in cognitive impairment», Archives of Neurology, 2005, 62 (7): 1067-1072, capítulo 4, h. 17.

Giovannucci, E., *et al.*, «A prospective study of dietary fact and risk of prostate cancer», *Journal of the National Cancer Institute*, 1993, 85: 1571-1579.

Greger, M., *Comer para no morir*, Barcelona, Paidós, 2016.

Hamer, M.; Batty, G. D., y Kivimaki, M., «Haemoglobin A1c, fasting glucose and future risk of elevated depressive symptoms over 2 years of follow-up in the English Longitudinal Study of Ageing», Psychological Medicine, 2011, 41 (09): 1889-1896.

Holford, P., *Nutrición óptima para la mente*, Teiò, Robinbooks, 2005.

Item, F., y Konrad, D., «Visceral fat and metabolic inflammation: the portal theorie revisited», Obesity Reviews, 2012, 13 (XII): 530-539.

Jack, A., *Let Food Be Thy Medicine*, Becket (Massachusetts), One Peaceful World Press, 1991.

Kushi, M., *The Book of Macrobiotics*, Nueva York, Square One Publications, 2013.

—, *Crime and Diet*, Tokio y Nueva York, Japan Publications, 1987.

—, *The cancer prevention diet*, Nueva York, St. Martin's Press, 1983.

—, *El libro de la macrobiótica: El camino universal para la salud y la felicidad*, Málaga, Sol Universal, 1979.

—, y Jack, A., *La dieta para un corazón fuerte*, Uruguay, Centro Macrobiótico de Maldonado, 1994.

Maciocia, *The Phsyche in Chinese Medicine*, Londres, Churchill Livingstone, 2009.

Mischoulon, D., y Rosenboun, J. F., *Natural Medication for Psiquiatric Disorders. Considering the Alternatives*, Filadelfia, Lippincott Williams & Wilkins, 2002.

Pérez-Calvo, J. (Dr.), *Nutrición energética y salud: Bases para una alimentación con sentido*, Barcelona, Debolsillo, 2014.

—, *Nutrición energética para la salud del hígado y la vesícula*, Madrid, Edaf, 2013.

—, *Nutrición energética para la salud del sistema digestivo. Aumente su energía y vitalidad*, Madrid, Edaf, 2012.

—, *Revitalízate. Las mejores recetas de la cocina energética*, Barcelona, RBA Libros, 2006.

—, y Benítez, P., *Alimentos que curan. Nutrición energética para tu cuerpo, tu mente y tus emociones,* Barcelona, Planeta, 2016.

Perlmutter, D., y Loberg, K., *Cerebro de pan*, Barcelona, Grijalbo, 2104.

Rimpoché, S., *El libro tibetano de la vida y de la muerte*, Barcelona, Urano, 2015.

Roberts, H. J. (M. D.), *Aspartame Desease: an Ignored Epidemic*, Palm Beach (Florida), Sunshine Sentinel Press, 2001.

Rossi, E., *Shen. Psycho-Emotional Aspects of Chinese Medicine*, Londres, Churchill Livingstone, 2007.

Sabaté, J., *Nutrición vegetariana*, Madrid, Safeliz, 2005.

Simopoulos, A. P., «Essential fatty acids in health and chronic disease», *The American Journal of Clinical Nutrition*, 1997, 70 (suppl. 3): 560S-569S.

Werbach, M. R., *Nutritional Influences on Illness*, Tarzana (California), Third Line Press, 1987.

Enlaces de interés

nutritionfacts.org
aicr.org
sienteteradiante.com
nutricionenergetica.com
jorgeperezcalvo.com
wtto.org

Cursos y consultas

– Consulta médica y de nutrición energética y dietoterapia:

Dr. Jorge Pérez-Calvo
Muntaner, 438, 3.º, 1.ª
08006 Barcelona
Tel.: 932 021 335
info@nutricionenergeticaysalud.com
www@jorgeperezcalvo.com

– También asesoría en Gestion Vital® (gestión emocional, de la salud y relaciones interpersonales) y orientación en el estilo de vida y desarrollo de los potenciales personales.
– Cursos de crecimiento personal y alimentación, para empresas y público en general.

El papel utilizado para la impresión de este libro
ha sido fabricado a partir de madera
procedente de bosques y plantaciones
gestionados con los más altos estándares ambientales,
garantizando una explotación de los recursos
sostenible con el medio ambiente
y beneficiosa para las personas.
Por este motivo, Greenpeace acredita que
este libro cumple los requisitos ambientales y sociales
necesarios para ser considerado
un libro «amigo de los bosques».
El proyecto «Libros amigos de los bosques» promueve
la conservación y el uso sostenible de los bosques,
en especial de los Bosques Primarios,
los últimos bosques vírgenes del planeta.

Papel certificado por el Forest Stewardship Council®

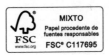

MIXTO
Papel procedente de
fuentes responsables
FSC
www.fsc.org
FSC® C117695